Die Albuminurie

Klinische und experimentelle Beiträge zur Frage der orthostatisch-lordotischen und der nephritischen Albuminurie

Von

Dr. Ludwig Jehle
Privatdozent für Kinderheilkunde in Wien, Abteilungsvorstand der Wiener Poliklinik

Mit 35 Abbildungen im Text und 2 Abbildungen auf einer Tafel

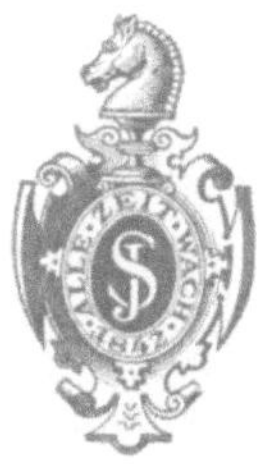

Berlin
Verlag von Julius Springer
1914

ISBN 978-3-642-51266-7 ISBN 978-3-642-51385-5 (eBook)
DOI 10.1007/978-3-642-51385-5

Inhaltsverzeichnis.

---

1. Einleitung.

Die orthostatische Albuminurie ist zweifelsohne eines der interessantesten Kapitel der Pathologie. Es ist weniger das klinische Bild und die klinische Bedeutung dieser Erkrankung, die ein besonderes Interesse erregt, als vielmehr die Tatsache, daß ein an sich anatomisch vollkommen gesundes Organ unter besonderen, jedoch physiologischen Bedingungen Funktionsstörungen aufweist, die in ihrem wichtigsten Symptom, der Albuminurie, sonst nur schweren anatomischen Schädigungen der Niere eigentümlich sind. Es erscheint demnach weit interessanter, anstatt sich ausschließlich mit dem klinischen Bilde der orthostatischen Albuminurie und ihrer Pathogenese zu befassen, die Frage weiter zu fassen und neben der Albuminurie auch die dabei in Betracht kommenden anderweitigen Funktionsstörungen, sowie deren lokale Ursachen und Folgen in den Nieren zu untersuchen.

Wenn wir die Frage der orthostatischen Albuminurie in dieser Weise fassen, so sind in erster Linie folgende Fragen zu beantworten:

Warum tritt bei den orthostatischen Individuen unter ganz bestimmten Bedingungen eine Albuminurie auf, welches sind die Ursachen dieser Albuminurie und welche Funktionsstörungen und Veränderungen rufen dieselben ihrerseits in den Nieren hervor? Sind diese Bedingungen resp. Ursachen, die wir bei der orthostatischen Albuminurie nachweisen können, sowie deren Folgen auf das Nierengewebe und auf die Nierenfunktion für das orthostatische Individuum charakteristisch, d. h. ist die orthostatische Albuminurie eine diesen Individuen eigentümliche „Krankheit“ oder tritt auch bei einem „gesunden“ Individuum unter bestimmten, jedoch ganz gleichen Bedingungen ein der orthostatischen Albuminurie entsprechender Symptomenkomplex, sowie die für die orthostatische Albuminurie charakteristische Veränderung in den Nieren und in der Nierenfunktion auf?

Von diesem Gesichtspunkte betrachtet werden wir in bezug auf die Pathogenese und Pathologie der Albuminurie weit interessantere Schlüsse ziehen können, die wir dann in der weiteren Folge auch zur Lösung der Frage der orthostatischen Albuminurie zu verwerten imstande sein werden. In den folgenden Zeilen werde ich demzufolge nicht allein auf die Klinik der orthostatischen Albuminurie und auf das Wesen derselben eingehen, sondern zugleich den Beweis zu liefern trachten, daß der Symptomenkomplex der orthostatischen Albuminurie nicht für das orthostatische Individuum allein charakteristisch ist, insofern, als dieselben Funktionsstörungen auch bei normalen Individuen eintreten können, wenn man sie ähnlichen Bedingungen unterwirft. Die orthostatische Albuminurie wäre hiermit nicht ein umschriebenes, selbständiges Krankheitsbild, keine „Krankheit“, sondern ein Symptomenkomplex, als Zeichen einer Funktionsstörung in den Nieren, der auch bei gesunden Individuen unter bestimmten Bedingungen auftreten kann.

Ich habe bereits in der Einleitung meiner ausführlichen Publikation über die „lordotische Albuminurie“ angeführt, daß vielleicht das von mir beschriebene auslösende Moment der orthostatischen Albuminurie nicht allein zur Klärung dieser Form der Albuminurie herangezogen werden kann, sondern daß dasselbe Moment vielleicht in der Pathogenese der Albuminurie im allgemeinen eine größere Rolle spielt insofern als physikalische resp. mechanische Momente auch als eine wichtige pathogenetische Ursache der Albuminurien im weiteren Sinne aufgefaßt werden könnten.

In der vorliegenden Arbeit werden deswegen einerseits die von mir bereits publizierten Beobachtungen einer neuerlichen Kritik unterzogen, andererseits aber auch neue Gesichtspunkte zu der Frage der Albuminurie im allgemeinen und der orthostatischen Albuminurie im speziellen bekanntgegeben werden. Ich habe es bisher mit Absicht vermieden, auf jene Kritiken meiner früheren Ausführungen einzugehen, die von verschiedenen Seiten gemacht wurden, weil es mir notwendig erschien, vorerst eine große Anzahl von neuen Beobachtungen zu sammeln, um an der Hand derselben meine früheren Angaben zu stützen und die gegenteiligen Ansichten widerlegen zu können.

Zu diesem Zwecke stehen mir derzeit die zahlreichen Beobachtungen zur Verfügung, die ich in den letzten 5 Jahren sammeln konnte und die sich sowohl auf die Untersuchung orthostatischer Individuen als auch normaler Kinder beziehen. Endlich habe ich eine größere Reihe einschlägiger Untersuchungen auch auf nephritische Kinder ausgedehnt.

Ich habe diesmal jedoch bei meinen Untersuchungen nicht allein die Albuminurie in Erwägung gezogen, sondern zugleich die Funktionen der Niere in anderer Richtung zu prüfen versucht. Ich erachte die Untersuchungen auch mit dieser Arbeit noch nicht als abgeschlossen, indem eine Reihe von Befunden einer weiteren Bestätigung bedürfen, und andererseits neuerliche Untersuchungen in der eingeschlagenen Richtung gewiß noch wichtige Resultate zeitigen werden.

Die hiermit publizierten Untersuchungen und Versuche wurden bis zum Frühjahr 1912 ausgeführt und die Arbeit im Sommer desselben

Jahres fertiggestellt. Vom September 1912 bis Juni 1913 war die Arbeit zum Zweck einer Preisbewerbung hinterlegt. Nachdem es mir auch nach der Fertigstellung der Arbeit daran gelegen war, durch Wiederholung der Versuche meine bereits fixierten Anschauungen zu kontrollieren und sicherzustellen, so habe ich auch das letzte Jahr zu diesen Kontrolluntersuchungen verwendet. Wenn dadurch auch einzelne meiner Beobachtungen in dieser Publikation literarisch vielleicht nicht an erster Stelle stehen werden, indem später vorgenommene Untersuchungen von anderer Seite bereits publiziert wurden, so ist damit die Selbständigkeit meiner Resultate keineswegs in Frage gestellt. Ich habe aber getrachtet, auch diese nach dem Abschluß meiner Arbeit erschienenen Publikationen denselben noch nachträglich einzufügen. Hingegen habe ich auf eine erschöpfende Literaturangabe in meiner Arbeit überhaupt verzichtet, nachdem dieselbe wiederholt in anderen Publikationen und insbesondere auch in der letzterschienen Arbeit Pollitzers über die „Ren juvenum" erschienen ist. —

2. Klinische und experimentelle Beiträge zur Albuminurie.

Seit der Entdeckung Pavys über die „zyklische" Albuminurie und Heubners Untersuchungen über die „orthotische Albuminurie" ist über diese Form der Albuminurie, über ihr Wesen und ihre Ursache eine große Reihe von Publikationen erschienen, die sowohl die Klinik als auch die Pathogenese und die chemischen Eigentümlichkeiten der Eiweißkörper bei dieser Erkrankung zum Gegenstand haben.

Das klinische Bild der orthotischen Albuminurie charakterisiert sich vor allem in dem eigentümlichen Auftreten der Albuminurie, indem die Eiweißausscheidung mit dem Aufrichten des Körpers von einer horizontalen in eine aufrechte Körperstellung erfolgt, hingegen wieder verschwindet, wenn der Patient neuerdings eine horizontale Körperlage einnimmt. — Die physische Beschaffenheit der Patienten bietet entweder keinerlei Verschiedenheiten gegenüber gesunden Individuen, oder es finden sich die Anzeichen bestimmter Störungen in dem Allgemeinbefinden wie: „Eine erhebliche Mattigkeit und Schlaffheit, die dem Kinde alle Freude, alle Frische, alle Lust zur Arbeit raubt und neben denen oft Kopfschmerzen, Gliederschmerzen, aber auch Schwächesymptome sich einstellen" (Heubner). Gillet beobachtete dreierlei Formen des klinischen Bildes: Ein Teil der Patienten hat keinerlei Beschwerden, ein anderer zeigt funktionelle Störungen (Dyspepsie, Neurasthenie), ein dritter Teil leidet hauptsächlich an Kopfschmerzen, flüchtigen Ödemen und Kreuzschmerzen. Auch Langstein unterscheidet bei seinen Patienten drei Gruppen: „In einem Teil zeigen die Patienten Blässe, leichte Ermüdbarkeit, Herzklopfen, Appetitlosigkeit, Kopfschmerzen; also Erscheinungen, die wir auch bei der Chlorose antreffen; in einer zweiten Gruppe (in der Minderzahl) finden wir blühend aussehende Kinder, die aber über Kopfschmerzen, Kongestionen nach dem Kopfe klagten und an periodisch auftretendem Erbrechen, kolikartigen Anfällen, rezidivierender Urticaria litten; in der dritten Gruppe dagegen sind bei den Kindern keinerlei Krankheitssymptome nachweisbar."

Von anderer Seite werden als wichtige klinische Symptome, krankhafte Erscheinungen von seiten des Herzens und des Gefäßsystems, sowie nervöse und hereditäre Momente angeführt. So fand Schapps bei einer Anzahl der Patienten pathologische Herzerscheinungen (Herzklopfen, Dikrotie, hebender Spitzenstoß, Arhythmie, mitunter Geräusche), Erscheinungen, die einer Dilatation des Herzens entsprechen würden.

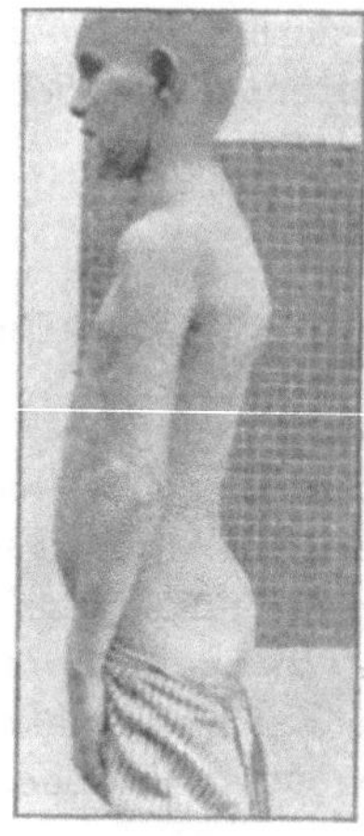

Abb. 1.
Tuberkulöser Knabe
ohne Albuminurie.

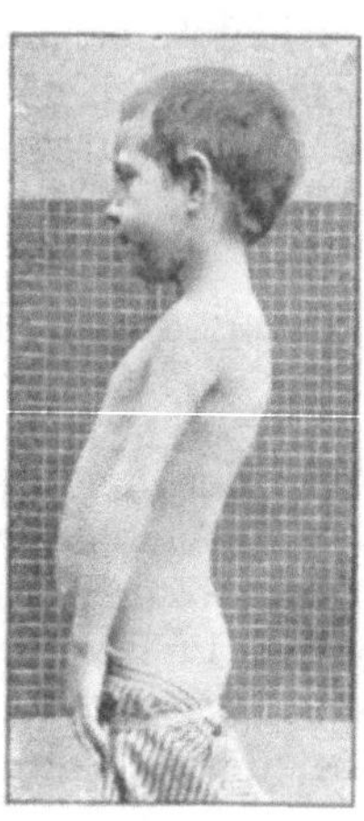

Abb. 2.
Normaler Knabe
6 Jahre alt.

Ähnliche Befunde erhoben Loeb, Lommel, Krehl, von denen der letztere die Herzveränderung als Cor juvenum bezeichnet hat. Stindsberg fand unter 31 Fällen 13mal eine sichere Herzhypertrophie; Reyher aber im Gegensatz dazu in der Entwicklung zurückgebliebene Herzen (Tropfenherzen). Heubner fand in einem Falle im Elektrokardiogramm eine für den Säugling und neurasthenische Erwachsene charakteristische Zacke, so daß er bei orthostatischen Individuen das Fortbestehen eines gewissen Infantilismus im Bereiche der Zirkulationsorgane anzunehmen geneigt ist. Langstein fand in einzelnen Fällen eine erhöhte Pulsfrequenz, Arhythmien und systolische Geräusche an der Herzspitze; dagegen konnte er ebensowenig wie Heubner und Matthes jemals einen erhöhten Blutdruck beobachten.

Als ein weiteres klinisches Merkmal seien endlich die häufig zur Beobachtung kommenden vasomotorischen Störungen, sowie die auch anamnestisch zu erhebenden hereditären Momente, insbesondere in bezug auf nervöse oder tuberkulöse Belastung hervorgehoben (Martius, Teissier, Reyher, Pfaundler, Langstein); so sind insbesondere in der jüngsten Zeit französische Autoren geneigt, die orthotische Albuminurie als ein „prätuberkulöses" Symptom aufzufassen. — Ich kann mich letzterer Ansicht auch nach den neueren Untersuchungen nicht anschließen, nachdem die orthotische Albuminurie sehr häufig auch solche Individuen befällt, bei denen jedes Anzeichen einer Tuberkulose, in manchen Fällen sogar die spezifische Reaktion auf Tuberkulin fehlt, sich hingegen bei schwer tuberkulösen Kindern öfter eine orthostatische Albuminurie nicht nachweisen läßt (Abb. 1 bis 4).

Klinisch bemerkenswert sind endlich noch die Beobachtungen in bezug auf das gehäufte Vorkommen der orthostatischen Albuminurie

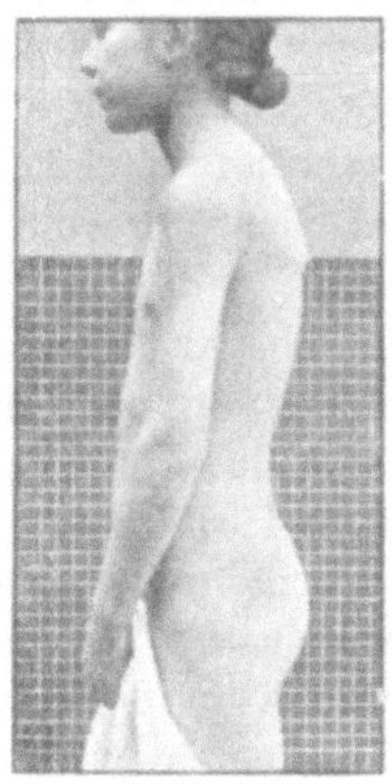

Abb. 3.
Tuberkulöses Mädchen
ohne Albuminurie.

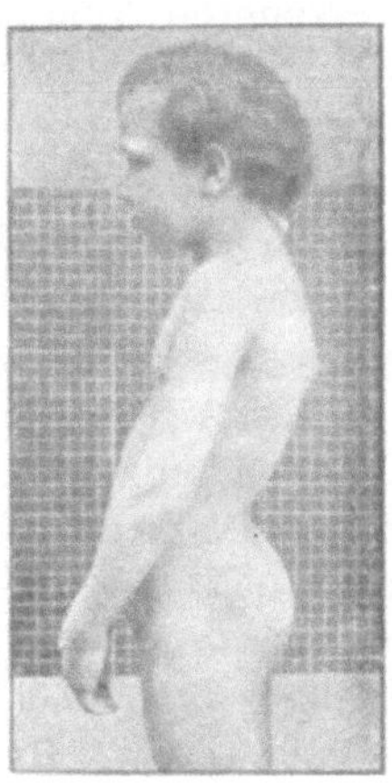

Abb. 4.
Normales Mädchen
7 Jahre alt.

in einem ganz bestimmten Lebensalter. Während nämlich die orthostatische Albuminurie in den ersten Lebensjahren fast gar nie zur Beobachtung kommt, ist sie in der späteren Kindheit etwa bis zum Abschluß des Pubertätsalters am häufigsten zu beobachten, um dann wieder viel seltener zu werden. — Der jüngste Patient, den ich selbst sehen konnte, war ein zweijähriger gesunder Knabe, der die typischen Symptome der orthostatischen Albuminurie zeigte. Erwähnenswert scheint noch die Tatsache, daß die orthostatische Albuminurie öfter familiär, d. h. bei mehreren Geschwistern zugleich oder nacheinander vorkommen kann.

Als eines der wichtigsten klinischen Merkmale der orthostatischen Albuminurie wird das konstante Fehlen von irgendwelchen Anzeichen einer Nephritis angeführt, indem Formelemente, insbesondere Zylinder, bei der orthotischen Albuminurie stets vermißt werden. Dieser Standpunkt wird insbesondere von Heubner und seiner Schule eingenommen.

— So empfiehlt Langstein, den Standpunkt Heubners zu beherzigen, „daß die Anwesenheit von gut ausgebildeten hyalinen Zylindern und gar von Zellzylindern, granulierten Zylindern oder Erythrozyten vorsichtigerweise wenigstens beim Kinde immer als Zeichen dafür aufgefaßt werde, daß keine orthostatische Albuminurie, sondern Nephritis vorliegt". Dieser Auffassung schließt sich auch Götzky in seiner Arbeit über die orthostatische Albuminurie an.

Aus den Untersuchungen insbesondere vom Senator geht hingegen hervor, daß Zylinder auch in vollständig gesunden Nieren zur Ausscheidung gelangen können (Stauung); ferner haben Untersuchungen an nierengesunden Menschen (Sportleuten, Athleten) gezeigt, daß bei diesen neben Eiweiß auch Zylinder im Harne vorkommen können. Auch ich habe bei der orthostatischen Albuminurie und bei der künstlich erzeugten Albuminurie unter bestimmten Umständen vorübergehend Zylinder im Harn nachweisen können, ohne daß irgendwelche klinische Symptome oder der weitere Verlauf der Erkrankung den Verdacht auf eine Nephritis irgendwie berechtigt erscheinen ließen. Über die neuerlichen Untersuchungen in dieser Richtung werde ich auch in der vorliegenden Arbeit Erwähnung machen.

Über den essigsäurefällbaren Körper als charakteristische Komponente der orthostatischen Albuminurie wurden von mehreren Seiten eingehende Untersuchungen gemacht (Mörner, Langstein). In der letzten Zeit hat sich mit der Bedeutung derselben Pollitzer beschäftigt. Auch er ist der Ansicht, daß es sich um die Vermehrung einer eiweißfällenden Substanz im Harne (Chontroidinschwefelsäure) handelt und er konnte dieselbe bei orthotischen Individuen auch in den eiweißfreien Harnportionen nachweisen. Pollitzer führt die vermehrte Ausscheidung dieses Körpers auf leichte Nierenläsionen zurück, die ihrerseits durch wiederholte, rezidivierende, chronische Anginen bedingt werden. Gegen eine allgemeine Gültigkeit dieser Annahme spricht der Umstand, daß sich die von Pollitzer angegebene Reaktion auch bei anderen, nicht orthotischen Individuen findet, so daß man den Eindruck gewinnt, daß die Vermehrung dieses Körpers bei jugendlichen Individuen überhaupt häufig vorhanden ist. Ferner spricht dagegen die künstlich erzeugte Albuminurie bei gesunden Individuen, in dem sich (sehr starke Albuminurien ausgenommen) auch bei diesen regelmäßig die Essigsäurefällung im eiweißhaltigen Harne nachweisen läßt. Endlich spricht gegen diese Annahme ganz entschieden die Albuminurie der Neugeborenen, bei der sich der essigsäurefällbare Körper gleichfalls regelmäßig in meist sogar erheblicher Menge vorfindet. Über die Albuminurie der Neugeborenen hat in der letzten Zeit auch v. Reuß berichtet; er führt als Ursache derselben die während des Geburtsaktes entstehende Stauung in den Nieren der Neugeborenen zurück. Ich habe schon vor mehreren Jahren diesbezügliche Untersuchungen angestellt, bin aber zu der Ansicht gekommen, daß diese Albuminurie mit der allgemein üblichen Streckung der Neugeborenen nach der Geburt in Zusammenhang gebracht werden kann. Das Kind liegt bis zu seiner Geburt im Uterus in einer kyphotischen Lage, wird aber gleich oder bald nach der Geburt in das Steckkissen gesteckt, wobei sein Körper stark gestreckt werden muß. Wenn wir uns nun vergegenwärtigen, daß die Muskeln des Neugeborenen an der Beugeseite der Oberschenkel infolge der uterinen Lage noch verkürzt sind und deswegen der Streckung der Beine sowohl im Hüftgelenk als auch in den Kniegelenken einen ganz erheblichen Widerstand entgegensetzen, wie wir dies in jedem Falle tatsächlich finden können, so ist es begreiflich, daß bei dieser forcierten passiven Streckung der Beine eine Überstreckung der Wirbelsäule stattfinden muß, ganz ähnlich, wie wir es etwa bei einer Coxitis beobachten können. Tatsächlich kann man auch bei den Neugeborenen und ganz jungen Säuglingen ein deutliches Lordosieren der Wirbelsäule auf Streckung der Beine beobachten. Für die Richtigkeit dieser Annahme, die Überstreckung der Wirbelsäule als die auslösende Ursache der Albuminurie bei Neugeborenen anzusehen, spricht die Beobachtung, daß man durch eine forcierte Streckung bei einem Säugling eine leichte Albuminurie auch noch in späteren Lebenstagen (4. bis 5. Tag) erzielen kann.

Am meisten umstritten ist bisher die auslösende Ursache der Albuminurie. Während ein Teil der Autoren die Ursache in anatomischen Veränderungen der Nieren sucht (Senator, Johnson), schließen andere solche Momente aus (so insbesondere auch Langstein, der auf Grund einer eingehenden Untersuchung in einem Falle keinerlei histologische Veränderungen an den Nieren finden konnte). Andere Autoren nehmen wieder verschiedenartige Ursachen der Albuminurie an. Leube nimmt eine relative Undichtheit des Nierenfilters, v. Noorden eine Stoffwechselstörung an, andere beschuldigen eine Schwäche der Nieren insbesondere nach Infektionskrankheiten oder funktionelle Momente (Fröhlich, Mery) als Ursache der Albuminurie, wieder andere führen die Ursache auf vasomotorische Zirkulationsstörungen in den Nieren zurück (Edel, Frank, Pelnar und Freund, Pribram, Porges, Chvostek und von Steyskal, Dietl, Hamburger). Erlanger und Hooker fanden, daß mit der Albuminurie eine Verminderung des Pulsblutdruckes und Zunahme der Pulszahl zu beobachten ist. Letztgenannte Autoren machten zugleich die Beobachtung, daß die Albuminurie mit rechtwinkelig gebeugten Oberkörper geringer sei, und Frank hatte in dieser Körperstellung sogar ein Schwinden der Albuminurie nachweisen können.

Die letztangeführten Versuche stimmen zum Teil mit den von mir gemachten, davon völlig unabhängig erworbenen Ansichten über die Ursachen der orthostatischen Albuminurie überein. Ich habe jedoch als erster nachgewiesen, daß bei dem Aufrichten des Körpers von der horizontalen Lage in eine aufrechte Körperstellung eine ganz bestimmte Ursache, nämlich eine pathologische Lordose der Lendenwirbelsäule als das auslösende Moment zu beschuldigen ist. — Ich habe diese Ansicht durch Messungen der Lordosen einerseits bekräftigt, und anderseits nachgewiesen, daß der Ausgleich dieser Lordose (wobei aber keineswegs ein Vorwärtsbeugen des Oberkörpers notwendig ist, wie dies bei den Versuchen von Erlanger und Hooker, sowie Franks stattfindet, sondern eine gerade Streckung der Wirbelsäule genügt) ein Sistieren der Albuminurie zur Folge hat, d. h. daß sich das orthostatische Individuum in dieser orthostatischen Körperstellung resp. Haltung ohne Albuminurie bewegen kann.

Diese Angaben wurden von verschiedenen Seiten teils bestätigt, teils wurde denselben insbesondere auch von pädiatrischer Seite mit verschiedenen Begründungen widersprochen.

Ich will auf die Einwände nur so weit eingehen, als es für die Klarstellung meines Standpunktes notwendig ist. — Langstein fand, daß es pathologische Lordosen gibt, ohne daß damit eine orthostatische Albuminurie verbunden sein müßte und führt dafür Fälle von Muskeldystrophien an, die mit einer hochgradigen Lordose vergesellschaftet waren, ohne eine Albuminurie zu zeigen. Nun sind dagegen von anderer Seite Fälle von Muskeldystrophien publiziert, in denen eine typische orthostatische Albuminurie vorhanden war, ebenso wie Skoliosen mit einseitiger orthostatischer Albuminurie beschrieben wurden; vor allem aber habe ich niemals behauptet, daß jede scheinbar pathologische Lordose eine Albuminurie hervorrufen muß, nachdem dabei die Form und Lokalisation derselben eine wesentliche Rolle spielen. — Daß anderseits orthostatische Individuen öfter keine pathologische Lordose zeigen, wie es Langstein und Götzky angeben, ist ohne eine exakte Messung der Wirbelsäule während der Albuminurie nicht leicht zu entscheiden. Leider geht es aus den ausführlichen Publikationen Götzkys nicht hervor, ob solche Messungen vorgenommen wurden, nachdem positive Angaben darüber fehlen. Ebensowenig habe ich einen Anhaltspunkt dafür gefunden, ob der für die Bedeutung der Lordose ausschlaggebende Versuch ausgeführt wurde, d. i. das Ausbleiben der Albuminurie bei der entsprechenden Korrektur der Körperhaltung in einer aufrechten Körperstellung. Denn der positive Ausfall dieses Versuches entscheidet unbedingt für die Richtigkeit meiner Ansicht auch ohne Messungen in jedem Einzelfall, während die Ansichten über die „Form und Größe“ einer Lordose insbesondere ohne exakte Messungen sehr oft verschieden sein werden. — Die durch mich bekanntgegebene künstlich erzeugte Albuminurie durch Lordosieren gesunder Individuen oder orthostatischer Individuen im Liegen dagegen konnte Götzky fast in jedem Falle bestätigen. — Daß diese Form der Albuminurie nicht als „Albuminuria provocata“ von der orthostatischen Albuminurie getrennt werden darf, werde ich in dieser Arbeit noch beweisen. Noch weniger ist es richtig, die von mir beschriebene „lordotische Albuminurie“ etwa als eine neu entdeckte Form der Albuminurie neben die orthostatische Albuminurie stellen zu wollen, die vielleicht mit der orthostatischen Albuminurie überhaupt nichts Gemeinsames hat. Dagegen sprechen ganz entschieden meine vielfachen Erfahrungen, daß ein orthostatisches Individuum durch Jahre „orthotisch“ ist, bis zu dem Moment, wo es in meine Beobachtung kommt und sich jedesmal als ein „lordotisches“ entpuppt, indem auf die Korrektur der Wirbelsäule ausnahmslos ein Sistieren der Albuminurie nachzuweisen ist.

Die Literatur über die Albuminurie bei gesunden Individuen, sowie über die nephritische Albuminurie ist eine ganz außerordentlich große. Es sollen deswegen die Angaben nur so weit zitiert werden, als sie sich in den Rahmen dieser Arbeit einfügen lassen.

Eine physiologische Albuminurie, d. h. eine Albuminurie normaler Menschen, wurde von Senator beschrieben, diese Ansicht ist jedoch auf einen vielseitigen Widerspruch gestoßen. — Mit der Frage der Albuminurie bei Zirkulationsstörungen in normalen Nieren hat sich gleichfalls Senator eingehend befaßt. Er fand, daß bei der Arterienligatur eine Albuminurie in der Müllerschen Kapsel, bei der Venenligatur eine solche in den Harnkanälchen auftritt. Ludwig fand bei Venenverschluß nach 15 Minuten eine Eiweißausscheidung ausschließlich in den Harnkanälchen zustande kommen. Am Menschen hat diese Frage zuerst Schreiber studiert. Er fand nach einer entsprechenden Thoraxkompression eine oft mächtige, 8 bis 17 Promille betragende Albuminurie, die rasch nach der Kompression auftrat und nach 3 bis 6 Stunden wieder verschwand, dagegen in vereinzelten Fällen, besonders nach wiederholt ausgeführten Kompressionen, 10 bis 13 Stunden andauerte. In 2 Fällen konnte er gleichzeitig eine Trübung des Harns auf Essigsäurezusatz nachweisen. Während der Kompression fand er die Harnstoffausscheidung vermindert, das spezifische Gewicht des Harns dagegen wenig verändert. Seelig kam bei ähnlicher Versuchsanordnung an Tieren zu dem Resultate, daß die Albuminurie ausschließlich in die Glomeruli stattfindet, und Telemann fand sowohl bei Arterien- als auch Venenligatur die Albuminurie in den Glomeruli auftreten.

Mit der makroskopischen und mikroskopischen Veränderung der Nieren nach Gefäßligaturen hat sich Litten beschäftigt. Er fand nach Arterienligatur eine stark vergrößerte, hyperämische Niere, sowie mikroskopisch eine gegen die Pyramidenbahn zunehmende Hyperämie des Markes. Seelig fand bei Venenligatur eine hyperämische, vergrößerte Niere, die Hyperämie dabei fast ausschließlich auf das Mark beschränkt; bei Arterienligatur erschien die Niere gleichfalls vergrößert, hingegen wenig hyperämisch, und die Hyperämie hauptsächlich in den Glomeruli und in den Capillaren zwischen den Tubuli contorti ausgesprochen.

Mit den sekretorischen Veränderungen der Niere haben sich eine Reihe von Autoren beschäftigt (Cohnheim, Roy, Starling, Albanese, Herdon u. a.). Magnus hat die Frage durch die Onkometrie zu klären versucht. Er fand an einer von ihrer Kapsel befreiten Niere eine meist um die Hälfte verringerte Diurese gegenüber der anderen Niere. Bei einer vermehrten Diurese (Kochsalz-Harnstoff-Diurese) fand er in den meisten Fällen eine Vergrößerung der Niere, die jedoch nicht immer parallel der Diurese war, so daß er insbesondere am Ende des Versuches eine vermehrte Diurese auch bei einer normalen Größe der Niere beobachten konnte. Die Abhängigkeit der Sekretion von dem Blutdruck hat er an nicht dekapsulierten Nieren studiert. Er fand, daß eine Sekretion auch dann noch stattfindet, wenn der Blutdruck und der Ureterendruck ein ganz gleicher ist, d. h. der Filtrationsdruck in den Glomeruli bereits ein minimaler ist. Er führt diese Erscheinung auf die sekretionsanregende Wirkung der harnfähigen Substanzen, d. h. einer aktiven Fähigkeit der sezernierenden Elemente (Dreser) zurück. Es beweisen diese Versuche nach seiner Ansicht, daß die Harnsekretion von dem Blutdruck unabhängig sei. Auch Ustimowitsch fand, daß eine vermehrte Kochsalzdiurese noch stattfindet, wenn eine Durchschneidung des Rückenmarkes vorangeht. Andere Autoren hingegen führen die vermehrte Diurese auf einen auf vasomotorischem Wege zustande gekommenen vermehrten Blutdruck in den Capillaren zurück (Starling).

Über den Ort der Ausscheidung des Harnwassers und der festen Substanzen sind in der letzten Zeit eine Reihe von Untersuchungen angestellt worden.

Nach Ludwig werden sowohl das Wasser als auch die Salze durch die Glomeruli filtriert, wobei zugleich eine Rückresorption in den Tubuli stattfindet (Filtrationstheorie). Korányi, Kövesi und Roth-Schulz verlegen die Kochsalz- und Wasserausscheidung in die Glomeruli, die Harnstoffausscheidung in die Tubuli. In der letzten Zeit haben sich mit dieser Frage Heineke und Meyerstein, dann de Bonus sowie Schlayer und Takayasu beschäftigt. Die erstgenannten Autoren kamen zu dem Schluß, daß die Kochsalzausscheidung in den Tubuli erfolgt, und die letztgenannten Autoren haben die Kochsalzausscheidung in die Tubuli, die Wasserausscheidung in die Glomeruli verlegt und auf Grund dieser Beobachtung eine klinische Einteilung der verschiedenen klinischen Formen der Nephritiden versucht. Auch Monakow fand einen Zusammenhang zwischen den Tubuli der Nieren und der Kochsalzausscheidung und einen wahrscheinlichen Zusammenhang zwischen den Glomeruli und der Harnstoffausscheidung. — Gegen die Ansicht, daß die Wasserausscheidung in den Glomeruli stattfindet, haben sich Müller und Monakow gewendet; letzterer ist der Ansicht, daß auch die Wasserausscheidung in den Tubulis erfolgt. — Er fand nämlich, daß bei degenerativen Prozessen in den Tubuli contorti eine Wasserretention stattfindet und zugleich auch eine Kochsalzretention nachweisbar ist, so daß eine sekundäre Wasserretention nicht unmöglich erscheint. Eine Kochsalzretention im Organismus durch einfache Erweiterung der peripheren Gefäße (Amylnitriteinatmung) fand Hoeßlin und ebenso Magnus bei Fieber und ausgedehnter Erweiterung weiter Gefäßbezirke. Nach seiner Ansicht ist es nicht unmöglich, daß jener Zustand der Zellen, den wir als trübe Schwellung bezeichnen, mit einem vermehrten Kochsalzgehalt derselben verbunden ist, womit dann die Kochsalzretention mehr in die Zellen selbst zu verlegen wäre. Daß bei einer Mehrzufuhr von Kochsalz in den Organismus die Retention desselben in den einzelnen Organen verschieden ist, haben einzelne Autoren nachgewiesen, wobei sie gleichzeitig betonen, daß der Kochsalzgehalt der einzelnen Organe sehr verschieden von dem Kochsalzgehalt des Blutes ist (Walgren, Ranke und Custor, Nencki).

Über die Bedeutung der Nierenkapsel liegen Mitteilungen insbesondere von klinischer Seite vor. Sie beziehen sich hauptsächlich auf den operativen Eingriff bei Nephritikern und die Wirkung der Dekapsulation bei Urämie und Eklampsie (Edebohl, Israel, Lennander, Witzel, Brockhaus, Harrison, Kümmel u. a.). In der Mehrzahl der Fälle konnte bei Anurien ein Wiedereinsetzen der Diurese beobachtet werden, und dieser Erfolg wird auf die Entspannung des meist stark vergrößerten Organs zurückgeführt. — So fand Lennander nach der Dekapsulation eine Harnflut auch aus dem Nierenparenchym, während dagegen andere Autoren eine Transsudation von Gewebsflüssigkeit (Lymphe?) aus dem Nierenparenchym beobachten konnten.

Im Gegensatz zu diesen vorübergehenden Erfolgen einer Dekapsulation auf die Diurese wurde von den meisten Autoren ein dauernder Einfluß derselben auf den Verlauf des nephritischen Prozesses niemals beobachtet.

An Tieren wurde die Bedeutung der Kapsel von mehreren Seiten untersucht, so z. B. Thelemann, Osmolowski, wobei hauptsächlich die Heilungsprozesse durch Dekapsulation in Betracht gezogen wurden.

Nach Abschluß meiner Arbeit publizierte Zondek seine Beobachtungen über die Dekapsulation bei Tieren und kam zu dem Resultate, daß die Dekapsulation imstande ist, an einer gestauten Niere durch Druckentlastung und Entspannung des gestauten Organs die Zirkulation zu bessern (Aderlaß der Niere).

3. Die Klinik und Pathogenese der orthostatischen Albuminurie.

Als orthostatische Albuminurie bezeichnen wir eine bei bestimmten Individuen auftretende Albuminurie, die sich in ihrem klinischen Bilde durch folgende Merkmale charakterisiert:

Die Albuminurie tritt bei den dazu disponierten, d. h. „orthostatischen" Individuen ausschließlich dann auf, wenn dieselben ihren Körper aus einer horizontalen Lage in eine aufrechte Stellung aufrichten. Die Albuminurie verschwindet dagegen wieder, wenn dasselbe Individuum neuerdings eine horizontale Körperlage einnimmt. Das rasche Einsetzen der Albuminurie und das rasche Abklingen derselben unter ganz bestimmten physikalischen Voraussetzungen sind demnach die charakteristischen Merkmale dieser Albuminurie. Bleibt ein orthostatisches Individuum durch längere Zeit in einer aufrechten Körperstellung, so bleibt die Albuminurie zwar andauernd bestehen, wir sehen aber in der Regel zugleich Schwankungen in der Größe der Albuminurie auftreten. Insbesondere sehen wir im Laufe des Tages häufig eine Verminderung, die unter Umständen zeitweise bis zum vollständigen Schwinden der Albuminurie führen kann. Diese Schwankungen in der Größe der Albuminurie werden zum Teil durch vasomotorische Momente erklärt, zum Teil sind sie aber sicher auf rein äußerliche Ursachen zurückzuführen. So sehen wir insbesondere eine Verminderung der Albuminurie nach einer Nahrungsaufnahme; es können aber auch Veränderungen in der Körperhaltung des Patienten, ohne daß derselbe gerade eine horizontale Körperlage einnehmen müßte, die Intensität der Albuminurie wesentlich beeinflussen. So sehen wir z. B. eine deutliche Abnahme der Albuminurie, wenn der Patient einige Zeit gesessen ist oder wenn er sich lebhaft bewegt (Gehen, Laufen), insbesondere aber, wenn er ganz bestimmte Körperbewegungen ausführt (Treppensteigen, Bergsteigen usw.). Unter den letztgenannten Bedingungen können wir sogar sehen, daß eine Albuminurie überhaupt nicht auftritt, wenn der Patient vorher eiweißfrei gewesen ist.

Diese Momente erklären die Schwankungen oder die Abnahme der Albuminurie im Laufe des Tages zum Teil schon zur Genüge. Doch gibt es im Gegensatz dazu auch Fälle, in denen die Albuminurie in den späteren Tagesstunden eine Steigerung aufweist, wie ich dies schon früher bekannt gegeben habe. Ich habe aber keineswegs, wie es Pollitzer behauptet, in der Mehrzahl meiner Fälle eine stärkere Nachmittagsalbuminurie beobachtet, sondern nur betont, daß sich der scheinbar fixierte Zyklus der stärkeren Vormittagsalbuminurie oft durch einfache Maßnahmen in eine stärkere Nachmittagsalbuminurie überführen läßt. Es ist demnach, auch von diesem Gesichtspunkte betrachtet, nicht gerechtfertigt, zwischen der echten orthostatischen und meiner lordotischen Albuminurie unterscheiden zu wollen.

In bezug auf das Abklingen der Albuminurie ist ferner die Tatsache, auf die ich zuerst aufmerksam gemacht habe, bemerkenswert, daß nämlich bei orthostatischen Individuen die Albuminurie, mag sie auch hochgradig sein, in horizontaler Lage sehr rasch, oft schon nach 10 bis 20 Minuten, verschwinden kann, wenn die Albuminurie erst kurze Zeit bestanden hat, daß hingegen eine länger bestandene, selbst geringe Albuminurie zum Schwinden eine länger dauernde horizontale Lage des Körpers (1 bis 2 Stunden) benötigt.

Ich kann nicht umhin, auch an dieser Stelle neuerdings über die Untersuchungsmethode und die Versuchsanordnung zu sprechen, die notwendig sind, wenn wir uns über den Verlauf der Albuminurie und über den Einfluß der einzelnen Faktoren auf das Auftreten oder Verschwinden derselben oder auf ihre Größenschwankungen orientieren wollen. Es erscheint zwar selbstverständlich, daß wir Ursache und Wirkung nur dann exakt kontrollieren können, wenn wir beide im Zusammenhang beobachten und andere unkontrollierte Momente, welche die Resultate fälschen könnten, mit Sicherheit ausschließen. Deswegen ist bei der orthostatisch-lordotischen Albuminurie eine strenge und andauernde Kontrolle des Patienten, sowie vor allem eine Untersuchung des Harns in entsprechenden Einzelportionen notwendig. Will ich mich z. B. orientieren, welchen Einfluß das Sitzen des Patienten auf die Albuminurie gehabt hat, so muß ich den Harn sowohl vor dem Sitzen als auch nach demselben untersuchen, ich muß aber auch bestimmt wissen, daß der Patient in der kritischen Zeit tatsächlich nur gesessen ist. Ich will hier ein Beispiel anführen, das als Illustration gelten soll. Bekanntlich tritt in einer gewöhnlichen sitzenden Haltung keine Albuminurie auf. Ich hatte nun einen Patienten (den 12 jährigen Sohn eines Kollegen) in Behandlung, der sehr musikalisch war und bei dem der Vater mit Sicherheit wissen wollte, ob bei dem Klavierspiel keine Albuminurie auftritt. Einige diesbezügliche Proben fielen in bezug auf die Albuminurie mehrere Male tatsächlich negativ aus, als er eines Tages nach dem Klavierspielen eine enorme Albuminurie zeigte. Erst nach langen Fragestellungen wurde endlich konstatiert, daß er einen Notenband auf einem hohen Kasten suchte und herabholte und sich dabei stark lordosieren mußte. Ein Kontrollversuch bestätigte dann diese Annahme vollständig.

In derselben exakten Weise müssen wir selbstverständlich vorgehen, wenn wir uns über das Einsetzen der Albuminurie oder über das Verschwinden derselben unter ganz bestimmten Bedingungen orientieren wollen. Bei den letztgenannten Versuchen (Schwinden der Albuminurie) ist jedoch noch folgendes wichtige Moment zu berücksichtigen. Die Albuminurie verschwindet selbstverständlich nicht plötzlich nach einer Horizontallagerung des Körpers, weil die Eiweißausscheidung in den Nieren noch eine kurze Zeit anhält, ferner benötigt der sezernierte Harn einige Zeit, um aus der Niere in die Blase zu gelangen. In dieser Weise wird ein albuminhaltiger Harn noch zu einer Zeit in der Blase gefunden, in der die Niere bereits einen eiweißfreien Harn sezerniert. Diese „Restalbuminurie" wird sich auch nach längerer Zeit in der Blase vorfinden und in der ersten Harnportion, allerdings mit bereits eiweißfreiem Harn verdünnt, nachweisen lassen. Diese Restalbuminurie müssen wir demnach bei der Frage über das Verschwinden der Albuminurie berücksichtigen und die Harnuntersuchungen deswegen in rasch aufeinander folgenden Einzelportionen vornehmen. In dieser Weise werden wir nachweisen können, daß die Albuminurie unter Umständen schon in kürzester Zeit verschwindet, während bei einer bisher üblichen Versuchsanordnung die Albuminurie scheinbar noch 1 bis 2 Stunden bestehen bleibt. — Es ist demnach notwendig, zumindest die erste Harnportion so bald als möglich aus der Blase zu entfernen, um einer Täuschung durch die „Restalbuminurie" zu entgehen.

Als ein weiteres wichtiges klinisches Merkmal der orthostatischen Albuminurie wurde bereits vorher der Mangel jedweder nephritischen Symptome hervorgehoben, insofern wir bei orthostatischen Individuen niemals Erscheinungen von seiten des Herzens beobachten können, da wir die etwa bestehenden leichten Herzvergrößerungen auf die charakteristischen juvenilen Herzveränderungen des kindlichen Alters zurückführen müssen (Cor juvenum); und wir ebensowenig die Anzeichen einer anatomischen Veränderung der Nieren im Harne nachweisen können.

Keineswegs dürfen wir aber vergessen, daß ein vorübergehender positiver Befund an renalen Elementen, insbesondere in der Form von hyalinen Zylindern nicht unbedingt für die Anwesenheit entzündlicher Prozesse in den Nieren spricht. Eine passagere Zylindrurie ist keineswegs an solche anatomische Veränderungen in den Nieren gebunden. Sie kann zweifellos auch bei intakten Nieren vorkommen, wie dies die Untersuchungen an gesunden Sportleuten schon bewiesen haben. Auch meine Beobachtungen bei orthostatischen und an gesunden Individuen haben gezeigt, daß zweifellos intakte Nieren vorübergehehend Zylinder ausscheiden können, wenn in den Nieren Zirkulationsstörungen höheren Grades auftreten.

Solange die orthostatische Albuminurie typisch orthostatisch verläuft, d. h. die Eiweißausscheidung prompt an die Körperhaltung gebunden ist, können wir an der Diagnose festhalten, wenngleich vorübergehende Zylindrurien zu beobachten sind. Alle Fälle mit einem scheinbaren orthostatischen Typus dagegen gehören überhaupt nicht in das Kapitel der orthostatischen Albuminurien, ganz gleichgültig, ob sie mit Zylindrurie oder ohne dieselbe einhergehen. Selbstverständlich kann auch ein orthostatisches Individuum eine akute oder chronische Nephritis aquirieren. Aber auch diese Nephritiden werden sich weit weniger sicher durch einen positiven Zylinderbefund (der ja bei verschiedenen Formen der Nephritis fehlen kann) dokumentieren als vielmehr durch den Umstand, daß die Albuminurie ihren charakteristischen Typus verliert. Sie wird nicht mehr durch den reinen Orthostatismus ausgezeichnet sein, sondern entweder konstant vorhanden sein oder in unregelmäßigen Schwankungen auftreten.

Ich habe manche Fälle gesehen, in denen auf Grund der positiven Zylinderbefunde von maßgebender ärztlicher Seite eine Nephritis angenommen wurde und in denen auf Grund einer exakten Untersuchung die Diagnose orthostatische Albuminurie trotzdem mit Sicherheit gestellt werden konnte. Diese Kinder verloren in einem entsprechenden Mieder auch sofort und definitiv ihre Albuminurie und fallweise Zylindrurie, von denen sie eine jahrelange Behandlung mit Bettruhe, Aufenthalt in Ägypten usw. nicht befreien konnte.

Ich habe endlich wiederholt Kinder gesehen, bei denen eine lange Spitalsbeobachtung auch den leisesten Verdacht einer Nephritis ausschließen ließ und bei denen trotzdem auf eine Kompression neben einer starken Albuminurie auch eine vorübergehende Zylindrurie nachzuweisen war. Unter diesen befand sich auch ein $2^1/_2$ jähriger Knabe, bei dem eine abgelaufene Nephritis sowohl anamnestisch als auch in Anbetracht des jugendlichen Alters ausgeschlossen werden konnte.

Die angeführten eigentümlichen klinischen Merkmale der orthostatischen Albuminurie drängen stets zur Beantwortung der Frage, welche Momente bei diesen Patienten in letzter Linie zu der charakteristischen Eiweißausscheidung führen.

Die Tatsache, daß die Veränderung der Körperstellung die auslösende Ursache der Albuminurie ist, läßt es nicht bezweifeln, daß in diesem Momente die Grundursache der Albuminurie gelegen sein muß, selbst dann, wenn wir geneigt wären, daneben der Disposition oder anderen klinischen Merkmalen der Erkrankung eine gewisse Bedeutung einzuräumen.

Naheliegend war es demnach, jene Veränderungen zu suchen, die sich zwischen der horizontalen und aufrechten Körperhaltung finden, und die das Entstehen der Albuminurie erklären könnten. Hierbei kamen vor allem jene Blutdruckschwankungen in Betracht, die sich bei den orthostatischen Individuen in den verschiedenen Körperlagen ergeben können.

Ich habe neuerdings in einer großen Anzahl von Fällen solche Untersuchungen vorgenommen, dabei aber keinerlei durchgreifende Unterschiede gegenüber gesunden Kindern gesehen. Die Schwankungen, die der Blutdruck bei orthotischen Individuen aufweisen kann, waren einerseits unabhängig von einer Albuminurie, anderseits kamen Blutdruckschwankungen in ganz ähnlicher Weise auch bei normalen, nicht orthostatischen Kindern zur Beobachtung. Die Untersuchungen wurden durchweg mit dem Apparat von Recklinghausen vorgenommen.

a) Orthotische Kinder.

	8^h früh	Bettruhe	Albuminurie	00	Blutdruck	120
	10^h vorm.	außer Bett	„	$^1/_4$ Prom.	„	120
	$^1/_2 11^h$ „	zu Bett	„	00	„	120
	$^1/_2 12^h$ vorm.	zu Bett	Albuminurie	00	Blutdruck	120
	$^1/_2 3^h$	außer Bett	„	+	„	130
	3^h	gekniet	„	+‖	„	130
	$^1/_2 4^h$	hochgelagert	„	00	„	130
	9^h	Bettruhe	Albuminurie	00	Blutdruck	115—120
	$^1/_2 10^h$	gekniet	„	+‖	„	120
	$^1/_2 11^h$	zu Bett	„	00	„	120
	$^1/_2 4^h$	auf	„	+ Sp.	„	155
	9^h	Bettruhe			Blutdruck	120—125
	$9^h 15'$	Kompr.	Albuminurie	+‖	„	120
	$9^h 30'$	gelegen	„	+‖	„	120—125
	$9^h 45'$	hochgelagert	„	+ Sp.	„	120
	3^h	auf	„	Sp.	„	145—150
	3^h	gekommen	Albuminurie	00	Blutdruck	130
	$3^h 15'$	gekniet	„	+‖	„	130
	$3^h 40'$	gelegen	„	00	„	130
Sch.						
		zu Bett	Albuminurie	00	Blutdruck	135
	5′	Kompr.	„	1 Prom.	„	135
	20′	hochgelagert	„	00	„	135
		zu Bett	Albuminurie	00	Blutdruck	135
	5′	Kompr.	„	1 Prom.	„	135
	30′	Beine hoch	„	Sp.	„	135

9h	zu Bett	Albuminurie	00	Blutdruck	135
9h15′	gekniet	„	2 Prom.	„	135
9h25′	gelegen	„	1/2 „	„	135
9h35′	gelegen	„	00	„	135
9h40′	Kompr.	„	1/2 Prom.	„	135

9h	zu Bett	Albuminurie	00		
5′	Kompr.	„	1 Prom.		
5′	hochgelagert	„	1 „	Blutdruck	135
5′	„	„	00		

9h	zu Bett	Albuminurie	00	Blutdruck	135
3′	gekniet	„	2 Prom.	„	135
20′	auf	„	++*)	„	135
30′	„	„	00*)	„	135
3h nachmitt.		„	00	„	135

b) Normale Kinder.

9h	auf	Albuminurie	00	Blutdruck	135
15′	Kompr.	„	++	„	135—140
15′	auf	„	++		
30′	„	„	++	„	135
3h nachmitt.		„	++	„	145

7h abends		Albuminurie	++	Blutdruck	160
9h am nächsten Tag		„	++**)	„	160
11h „ „ „		„	00		
3h „ „ „		„	00	„	135

9h	zu Bett	Albuminurie	00	Blutdruck	130
2′	lordot. gest. Collaps	„	Sp.?	„	125

Wir sehen also oft hochgradige Albuminurien auftreten und verschwinden, ohne daß der Blutdruck dabei irgendwelche nennenswerte Schwankungen gezeigt hätte, andererseits bemerken wir dagegen einen Anstieg des Blutdrucks öfter im Laufe des Nachmittags, der aber unabhängig davon ist, ob dabei eine Albuminurie besteht oder fehlt. Nur in einem Falle konnte ich bei einer lang andauernden Albuminurie einen vorübergehenden hohen Blutdruck nachweisen, der auch noch am nächsten Tag anhielt und erst mit dem Verschwinden der Albuminurie zur Norm zurückgekehrt war.

Wir sind deswegen gezwungen, nach einem anderen Moment zu suchen, das mit einer aufrechten Körperhaltung regelmäßig einhergeht und deswegen in allen Fällen zur Erklärung der Albuminurie herangezogen werden kann.

Ich habe, wie bereits erwähnt, als Grundursache der Albuminurie eine pathologische Lordose der Lendenwirbelsäule angenommen.

Auf meine diesbezüglichen und bereits ausführlich publizierten Grundgedanken will ich in dieser Publikation nur so weit eingehen, als es zum Verständnis meiner neuen Untersuchungen notwendig ist und zur

*) Epithelialzylinder.

**) Eine andauernde Albuminurie von 10h vormittags bis 7h abends.

Widerlegung der von verschiedenen Seiten dagegen erhobenen Einwände erforderlich erscheint. Ich verweise im übrigen auf die im Jahre 1908 erschienene Arbeit über die „Lordotische Albuminurie", in der diese Fragen und Untersuchungsmethoden eingehend erörtert sind. Nachuntersuchungen an einer großen Anzahl von Patienten haben mir auch seither meine damaligen Ansichten vollständig bestätigt. Betonen will ich, daß sich unter diesen auch eine größere Anzahl solcher Fälle befand, die vorher einer eingehenden Untersuchung von anderer kompetenter Seite unterzogen wurden und mit der sicheren Diagnose „orthostatische Albuminurie" bezeichnet wurden. Es entfällt schon damit der wiederholt gemachte Vorwurf, daß ich in meinen Fällen vielleicht eine von der orthostatischen verschiedene Albuminurie beobachtet und beschrieben habe.

Ich bin auf Grund meiner Beobachtungen zu folgenden Schlußsätzen gekommen:

1. Die orthostatischen Individuen zeigen im aufrechten Stehen ausnahmslos eine von den normalen Individuen verschiedene Lordose der Lendenwirbelsäule. Dieselbe ist sowohl in der Form als in ihrer Intensität charakterisiert. Sie ist muldenförmig und tief. Ihr tiefster Punkt liegt in der Höhe des XII. Brustwirbels bis I. bis II. Lendenwirbels (Abb. 5, 7 bis 11).

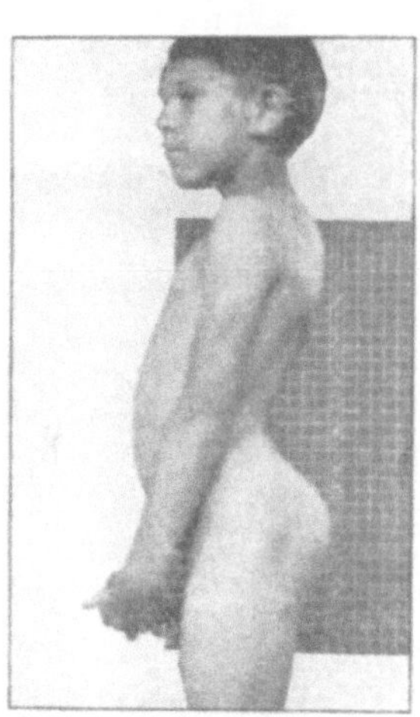

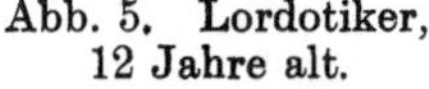

Abb. 5. Lordotiker, 12 Jahre alt.

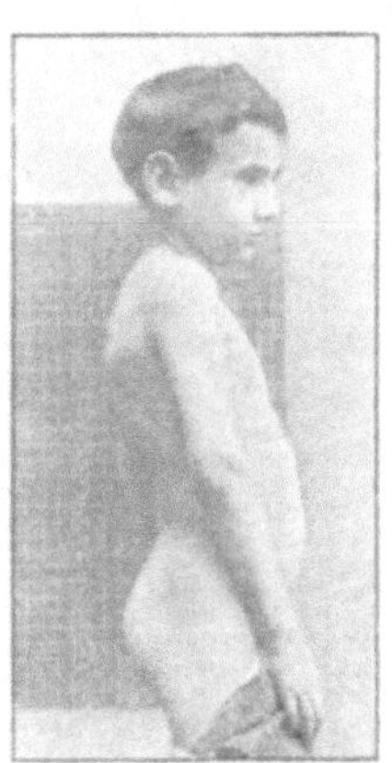

Abb. 6. Normaler Knabe, 12 Jahre alt.

In manchen Fällen kommt diese Lordose erst nach längerem Stehen zum Ausdruck; als Grund dafür habe ich angenommen, daß erst eine Ermüdung der Individuen während des Stehens eintreten muß, bevor durch ein Einsinken der Wirbelsäule die Lordose zustande kommt. Diese Lordose habe ich als Ermüdungslordose, die Albuminurie als Ermüdungsalbuminurie bezeichnet.

2. Bei normalen Individuen habe ich eine identische Lordose nur in den seltensten Fällen beobachten können.

Auf Grund dieser Beobachtungen habe ich den Schluß gezogen, daß die pathologische Lordose als die Ursache der Albuminurie anzusehen ist.

Auch das gehäufte Auftreten der Albuminurie in einem ganz bestimmten Lebensalter habe ich durch diese Beobachtung zu erklären versucht.

Die Messungen der Wirbelsäulekonfiguration bei Kindern in verschiedenen Lebensaltern haben gezeigt, daß das Kind in verschiedenen Lebensaltern eine ganz verschiedene Haltung einnimmt, die für das jeweilige Alter geradezu als typisch gelten kann. Sobald das Kind sich aufrichtet und die ersten Schritte tut, ist seine Haltung vorerst eine ausgesprochen nach vorn gebeugte. Der Volksmund charakterisiert diese Art der Bewegung auch ganz richtig damit, daß er davon spricht, daß das Kind laufen lernt, d. h. das Kind geht vorerst nicht, sondern es läuft nach vorne gebeugt einher. Erst später erfolgt eine aufrechtere Haltung auch im Gehen und damit eine Streckung der Wirbelsäule. Doch ist dabei die Form und Haltung derselben ganz verschieden von jener der älteren Kinder und des erwachsenen Menschen. — Die Messungen der Wirbelsäule etwa bis zum Ende des 5. bis 6. Lebensjahres zeigen uns

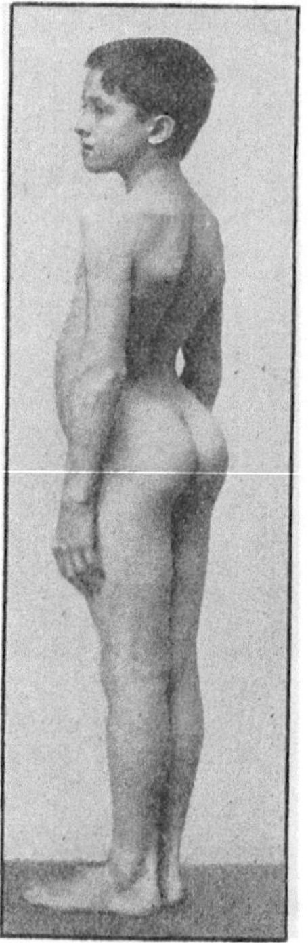

Abb. 7. Lordotiker, 13 Jahre alt.

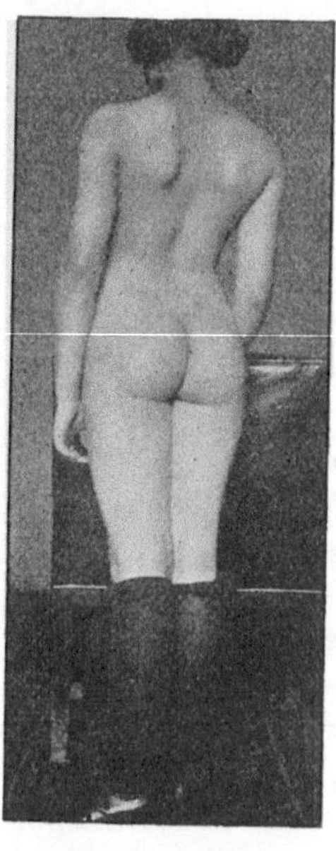

Abb. 8. Lordotisches Mädchen, 13 Jahre alt.

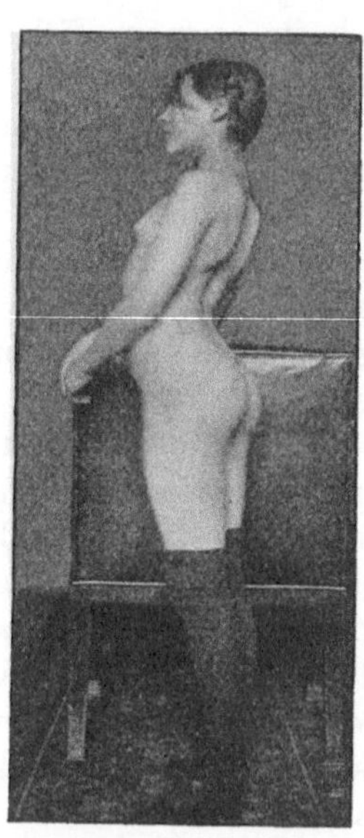

Abb. 9. Lordotisches Mädchen, 11 Jahre alt.

nämlich, daß die Wirbelsäule entweder gerade gestreckt erscheint oder daß vorerst eine Knickung an der unteren Lendenwirbelsäule erfolgt (Abb. 2, 4, 6). Meist später, etwa erst im 7. bis 9. Lebensjahre, erfolgt die wirkliche stramme Haltung des Kindes, die mit der für den erwachsenem Menschen charakteristischen Konfiguration der Wirbelsäule verbunden ist, und in dieser Zeit sehen wir auch die Lordose der Lendenwirbelsäule am schönsten und häufigsten ausgeprägt. (Abb. 5, 7, 8, 9. Abb. 11: In der Mitte eine Lordotikerin, zu den Seiten zwei normale Kinder).

Aus diesen physiologischen Momenten allein ist es erklärlich, daß die orthostatische Albuminurie (wenn sie tatsächlich durch die Lordose hervorgerufen wird) in den verschiedenen Lebensaltern verschiedenartig zur Geltung kommen muß. Nun zeigen die zahlreichen klinischen Erfahrungen tatsächlich, daß die orthostatische Albuminurie in den ersten Lebensjahren außerordentlich selten zur Beobachtung kommt, daß sie dagegen gerade in jenem Lebensalter am häufigsten gefunden wird, in dem sich die charakteristische Lordose entwickelt und in den meisten Fällen zugleich ein rasches Wachstum des Körpers sich nachweisen läßt. Letzteren Umstand, insbesondere auch die relativ beträchtliche Schwere des in rascher Entwickelung befindlichen Oberkörpers und die relative Schwäche der Knochen, Muskel und der Bänder, habe ich zur Erklärung dafür herangezogen, daß sich die physiologische Lordose bei gewissen Individuen zu einer pathologischen umwandelt, die dann mit der Kräftigung des Körpers sich wieder zu einer normalen um gestalten kann. Dadurch könnten wir uns erklären, daß die orthostatische Albuminurie im späteren Lebensalter in den meisten Fällen wieder zu verschwinden pflegt.

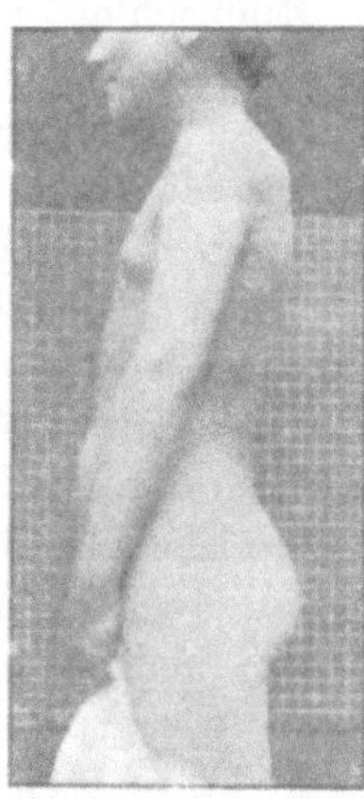

Abb. 10. Normales Mädchen, 13 Jahre alt.

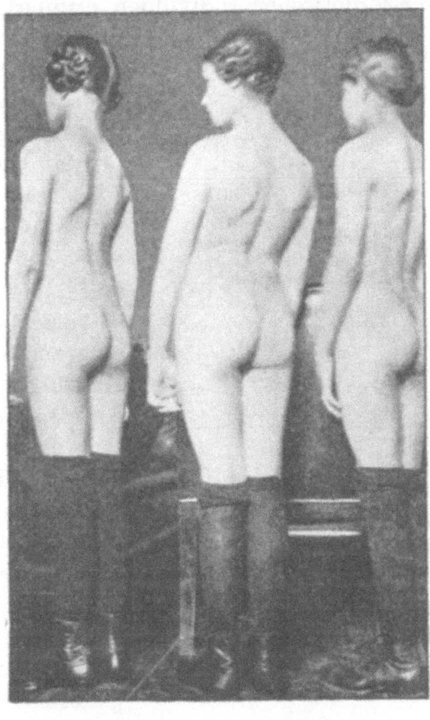

Abb. 11. Seitlich 2 normale Mädchen, 12 und 13 Jahre alt, in der Mitte ein lordotisches Mädchen, 13 Jahre alt.

Bleibt aber die Form der Lordose bestehen, so persistiert auch die Albuminurie. Bei Erwachsenen habe ich allerdings seltener eine so stark ausgeprägte Lordose gefunden, die mit jener der jugendlichen Individuen zu vergleichen wäre. Hingegen habe ich in 3 Fällen eine auffallende Knickung der Wirbelsäule zwischen dem letzten Brustwirbel und ersten Lendenwirbel oder zwischen dem I. und II. Lendenwirbel gefunden (Abb. 12).

Daß die Bandapparate der Wirbelsäule bei orthostatischen Individuen tatsächlich eine bedeutende Schlaffheit und Schwäche zeigen, läßt sich daraus schließen, daß es sich fast ausnahmslos um sehr flexible Individuen handelt, die Krümmungen der Wirbelsäule im Sinne einer Lordosierung einen sehr geringen Widerstand entgegensetzen.

Es erscheint vom Standpunkte der Entwickelungsgeschichte interessant, daß die in der orthostatisch-lordotischen Albuminurie sich äußernden Funktionsstörungen eines Organes mit der den Menschen charakterisierenden aufrechten Körperhaltung in Zusammenhang gebracht werden können. Die Haltung des jungen Kindes erinnert im Gehen und Stehen mehr oder weniger an die Haltung der hochentwickelten Affen, die tiefstehenden Menschenrassen hingegen zeigen in einer aufrechten Körperhaltung eine stark ausgeprägte Lordose (Abbildungen der Australneger nach Klaatsch), die an die Lordose orthostatisch-lordotischer Individuen erinnert. Es erscheint demnach nicht unmöglich, daß die aufrechte Haltung einst mit einer pathologischen lordotischen Haltung verbunden war, bis sie durch Anpassung der Muskel- und Bänderapparate bei den höchstentwickelten Menschenrassen zu einer „physiologischen“ wurde. Das lordotische Individuum wäre demnach als eine meist zeitlich begrenzte Zwischenstufe, etwa als ein Rückschlag in eine frühere Entwickelungsperiode der Menschheit anzusehen, das in der pathologischen Haltung noch atavistische Merkmale seiner Abstammung an sich trägt. Wir könnten etwa annehmen, daß nicht jedes Individuum die Fähigkeit besitzt, jene statischen Veränderungen, die durch die aufrechte Körperhaltung bedingt sind und die das Menschengeschlecht durch viele Generationen in einer unendlich langen Zeit durchgemacht hat, um sich von dem „Vierfüßer“ oder, besser gesagt, von dem „Vierhänder“ zu dem aufrechten Menschen zu entwickeln; daß also nicht jedes Einzelindividuum die Fähigkeit besitzt, dieselbe Entwickelung an sich selbst in einer unendlich kurzen Zeitspanne ohne Störungen durchzumachen, um sich dadurch von dem kriechenden Kinde bis zu einem aufrechtgerichteten Individuum zu entwickeln. — Dabei können gewiß angeborene Disposition und Minderwertigkeit eine gewisse Rolle spielen, woraus wir uns das familiäre Auftreten der Albuminurie erklären könnten. Diese Minderwertigkeit würde sich aber bloß auf die Unfähigkeit in bezug auf die Haltung beziehen, keineswegs müssen wir dabei eine bestimmte Organminderwertigkeit bei diesen Individuen voraussetzen, nachdem es, wie ich gezeigt habe, in den meisten Fällen gelingt, auch normale Kinder albuminurisch zu machen, wenn wir bei ihnen die spontane Lordose vermittelst einer künstlichen Konfiguration ihrer Wirbelsäule zu einer Lordose der Orthostaten umwandeln.

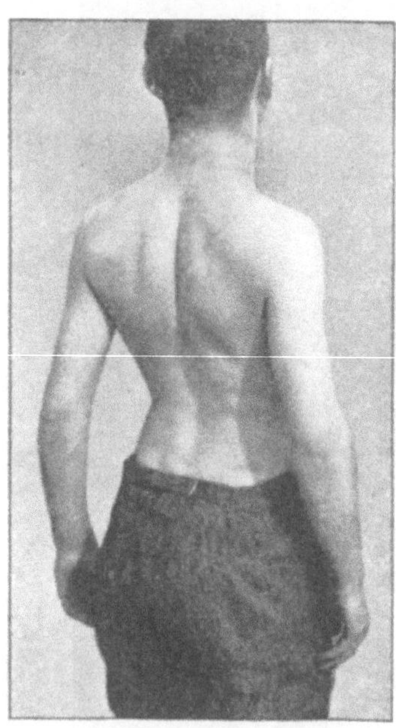

Abb. 12. Lordotiker, 32 Jahre alt.

3. Ich habe durch meine Versuche bewiesen, daß bei den ortho-

statischen Individuen das Aufrichten aus einer horizontalen Körperlage in eine aufrechte Körperstellung, d. h. der „Orthostatismus“ keineswegs unbedingt notwendig ist zum Einsetzen der Albuminurie, indem es gelingt, bei diesen Individuen auch im Liegen eine Albuminurie zu provozieren, wenn man bei ihnen eine Lordose erzeugt, die in der Form der orthostatischen Lordose entspricht. Daß jedoch eine wirksame Liegelordose in der Intensität größer sein muß als eine entsprechende orthostatische Lordose, habe ich durch physikalische Gründe zu erklären versucht (Fehlen des hydrostatischen Druckes im Liegen; Abb. 13).

4. Die Lordose und die dadurch bedingten Zirkulationsstörungen in der Niere sind die alleinige Ursache der Albuminurie, keineswegs spielen lokale Ursachen in der Niere (entzündliche oder degenerative

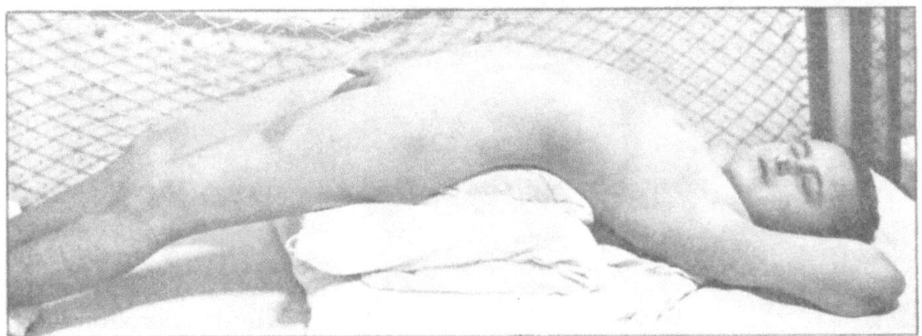

Abb. 13. Lordotische Albuminurie im Liegen bei einem 12jährigen Knaben.

Prozesse, angeborene Minderwertigkeit) eine ursächliche oder disponierende Rolle bei diesen Individuen. Ich habe diese Annahme dadurch beweisen können, daß es in einer großen Anzahl von Fällen gelingt, bei normalen, d. h. nicht orthostatischen Individuen im aufrechten Stehen eine Albuminurie zu provozieren, wenn man bei ihnen eine den orthostatischen Individuen entsprechende Lordose erzeugt. Zu diesem Zwecke wurde die Wirbelsäule normaler Kinder im Stehen nach einem Holzschema modelliert, welches nach der lordotischen Wirbelsäule orthostatischer Kinder desselben Alters resp. derselben Größe nachgebildet war. — Ein negatives Resultat wurde fast ausnahmslos nur in jenen Fällen gefunden, bei denen die Wirbelsäule einen starken Widerstand gegen derlei Modellierungen zeigte, so daß sich eine entsprechende Konfiguration der Wirbelsäule technisch nicht ausführen ließ.

Eine kurze Besprechung verdient die bereits früher erwähnte Tatsache, daß orthostatische Individuen in einer andauernden Bewegung keine oder eine nur sehr geringe Albuminurie zeigen. Im Gehen, Laufen, Treppensteigen erscheint dies selbstverständlich, weil die Wirbelsäule eine gestreckte oder gar kyphotische Haltung zeigt, aber auch bei Bewegungen, bei denen scheinbar eine starke Lordose vorhanden ist, wie etwa beim Gehen treppabwärts oder beim Abstieg auf einer schiefen Ebene oder von einem Berg sehen wir in der Regel keine Albuminurie auftreten. Auch dieser Umstand wird durch die Konfiguration der Wirbelsäule plausibel, denn das Individuum geht dabei nicht lordotisch im Sinne der vielerwähnten pathologischen Lordose, sondern mit einem deutlichen Abbiegen der Wirbelsäule in dem unteren Lendenabschnitt, womit dann, im Gegensatz zur Haltung in einer pathologischen Lordose, auch ein Rückwärtshängen des Oberkörpers verbunden ist (Abb. 14, 15). Aber auch im lordotischen Stehen kann man die Albuminurie verhindern, wenn man die Wirbelsäule um eine vertikale Achse konstant dreht oder in kurzen Intervallen immer wieder streckt.

Die letzten Beobachtungen lassen sich ganz gut durch die Annahme einer durch die Lordose bedingten Zirkulationsstörung erklären. Bei einem konstanten Druck auf den Vorderarm z. B. sehen wir in kürzester Zeit eine Schwellung der Venen am Handrücken auftreten, während dieselbe fehlt, wenn man den Druck in kurzen Intervallen immer wieder wiederholt. (Die Stauung in den Venen wird dabei bei herabhängendem Arme viel deutlicher zum Ausdruck kommen als bei horizontal ausgestrecktem oder gar erhobenem Arm, woraus sich vielleicht auch die verschiedene Wirkung derselben Lordose im aufrechten Stehen und im Liegen sowie in einer Lage kopfabwärts erklären würde.)

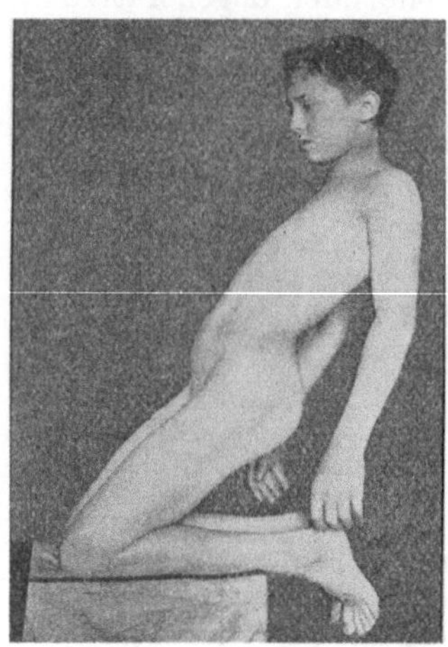

Abb. 14.

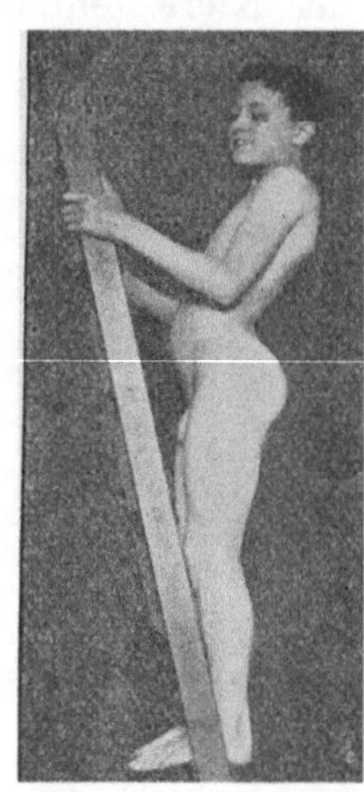

Abb. 15.

Unwirksame Lordose (ohne Albuminurie) bei einem Lordotiker (siehe Abb. 7) im Knien und beim Abstieg von einer Leiter.

5. Als ein entscheidendes Kriterium habe ich die Tatsache angeführt, daß bei dem orthostatischen Individuum eine Albuminurie in einer orthostatischen Körperstellung regelmäßig zu vermissen ist, wenn man dabei das Auftreten einer pathologischen Lordose verhindert. Ich habe zu diesem Zweck vorerst ein Gipsmieder verwendet, das dem orthostatischen Individuum in einer leicht kyphotischen Körperhaltung angelegt wurde, später dazu ein Zugband benützt, das von einem Beckengürtel über der Brust zu einer Halskrawatte führte. Dadurch habe ich ein Lordosieren der Kinder im aufrechten Stehen dauernd verhindern können und damit tatsächlich das Auftreten einer Albuminurie dauernd hintangehalten. Später habe ich zu diesem Zwecke ein eigenes Mieder konstruiert, in dem das Kind vollkommen aufrecht sich bewegen kann und trotzdem dauernd ohne Albuminurie bleibt. Eine kurzdauernde, d. h. für die Zeit des Versuches geltende Verhinderung der Albuminurie habe ich dadurch erzielt, daß ich das orthostatische Individuum be-

auftragte, mit gerade gestreckter Wirbelsäule vollständig frei und aufrecht zu stehen. In der allerletzten Zeit habe ich den Versuch in der Weise modifiziert, daß ich das eine Bein, im Hüftgelenk und Kniegelenk rechtwinklig gebeugt, mit dem Fuß auf eine Unterlage aufsetzte. Bei dieser Haltung des einen Beines sehen wir, daß der Patient seine Wirbelsäule sofort streckt. In dieser Haltung, die als vollständig frei zu bezeichnen ist, vermag der Patient ungehindert durch eine beliebige Zeit ohne Albuminurie zu stehen. — Spätere Untersuchungen haben sogar die wichtige Tatsache ergeben, daß eine vorhergegangene Albuminurie in dieser korrigierten Körperhaltung zum Schwinden gebracht werden kann, daß sich der Patient demnach dabei unter ähnlichen Bedingungen befindet, als wenn er eine horizontale Lage einnehmen würde (Abb. 16 bis 25).

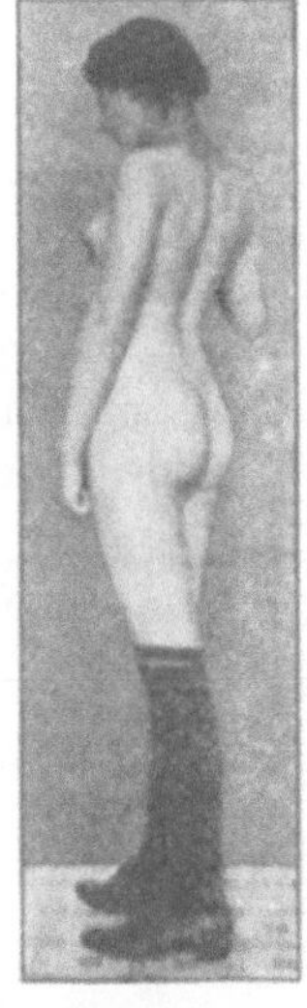

Abb. 16. Lordotische Haltung.

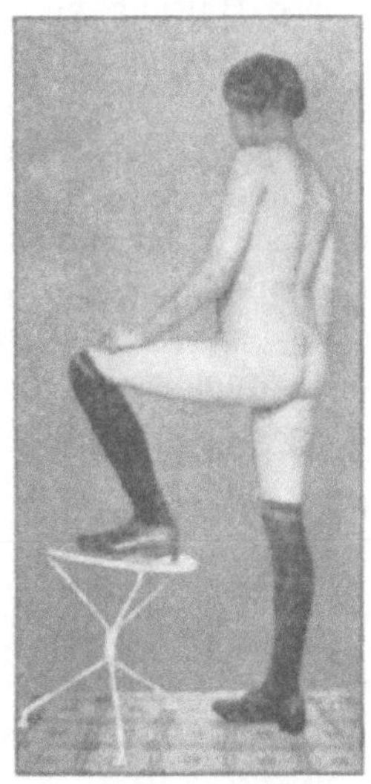

Abb. 17. Korrigierte Haltung. (Streckung der Wirbelsäule.)

In allen angeführten Versuchen bleibt der Patient demnach nur so lange eiweißfrei, als er die entsprechend korrigierte Haltung einnimmt. Dagegen tritt die Albuminurie sofort in Erscheinung, wenn der Patient diese Haltung aufgibt und seine gewohnte lordotische Haltung einnimmt.

Aus diesen Beobachtungen habe ich den Schluß gezogen, daß bei orthostatischen Individuen die Lordose das auslösende Moment der Albuminurie ist. Es gelingt doch, wie erwähnt, in der einfachsten Weise, ein orthostatisches Individuum im aufrechten Stehen zu einem normalen Individuum umzuändern, es gelingt umgekehrt, es auch im Liegen albuminurisch zu machen, ebenso wie es in den meisten Fällen gelingt, ein normales Individuum zu einem orthostatischen Individuum umzumodeln.

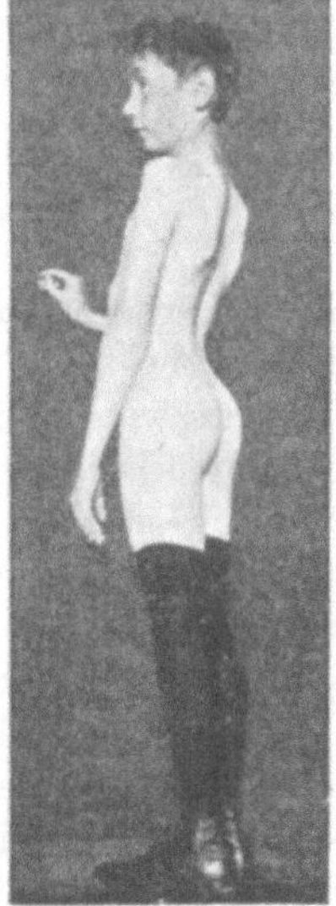

Abb. 18. Lordotische Haltung.

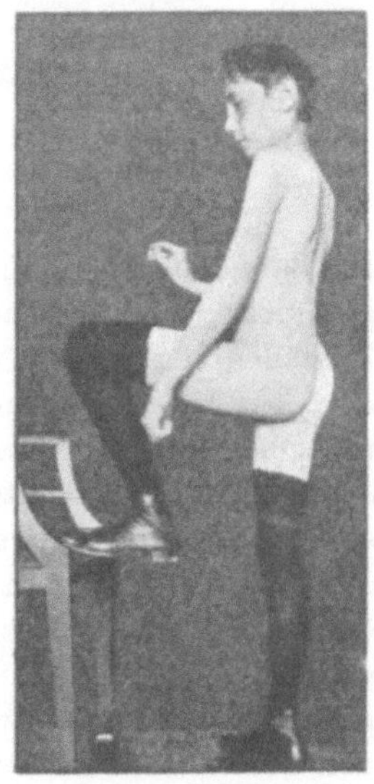

Abb. 19. Korrigierte Haltung. (Streckung der Wirbelsäule.)

In der erwähnten Versuchsanordnung trifft der Einwand

Pollitzers insofern gewiß nicht zu, „daß in der korrigierten Haltung etwa nicht ein Übergang von der passiven, innervationslosen Rückenlage in eine aktive mit allen möglichen Konsequenzen verbundene, wirklich aufrechte Haltung verknüpft“ wäre, oder „daß man den Patienten zwar zum Aufstehen bringt, ohne daß er eine aufrechte Haltung einnimmt“. — Meine Versuche gelingen selbstverständiich auch dann, wenn man den Patienten in der angegebenen Weise sich von der passiven Rückenlage erheben läßt; daß anderseits die Haltung als eine freie angesehen werden muß, ist selbstverständlich. — Alle diese Haltungen sind doch zweifellos aufrechte Haltungen, sie vermögen aber trotzdem den „Orthostatismus“ nicht auszulösen aus dem einzigen Grunde, weil bei ihnen die pathologische Lordose fehlt. Diese aber kann man gewiß aus dem

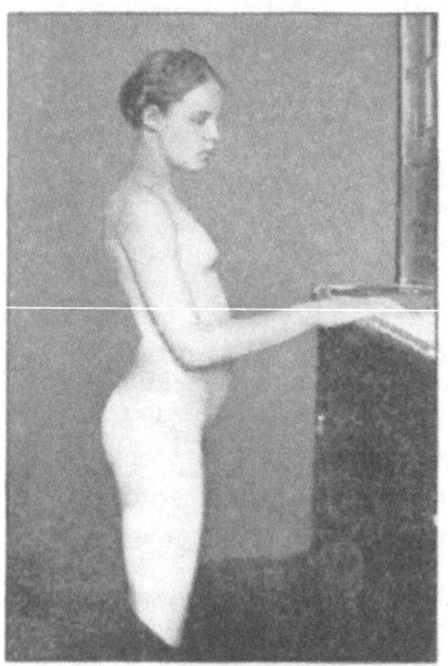

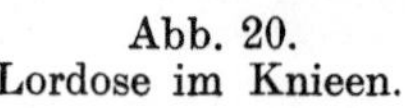

Abb. 20. Lordose im Knieen.

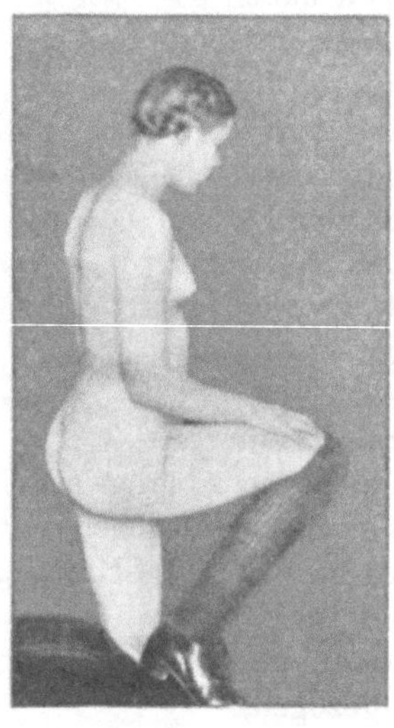

Abb. 21. Korrektur der Lordose im aufrechten Knieen.

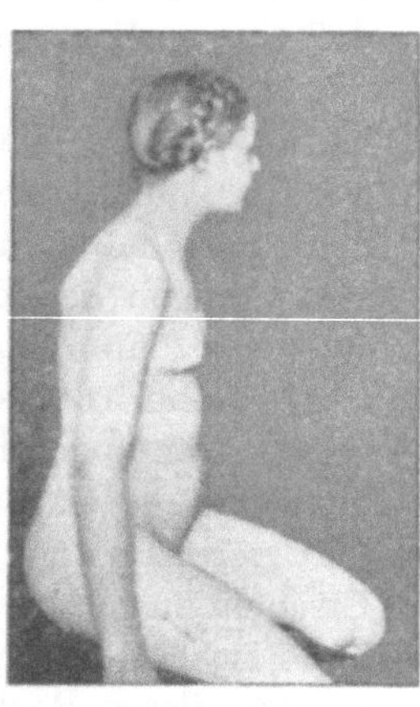

Abb. 22. Korrektur der Lordose in einer hockenden Kniestellung.

Mechanismus der aufrechten Körperhaltung herauslösen, ohne sonst die gesamten Bedingungen des „Orthostatismus“ irgendwie zu verändern. — Zwischen der passiven Haltung im Knien in hockender Stellung und der korrigierten aufrechten Körperhaltung einerseits ist doch sicher physiologisch und physikalisch statisch ein viel größerer Unterschied als zwischen der letzteren Haltung und dem lordotischen Stehen anderseits, und trotzdem sehen wir bei den ersteren zwei Haltungen keine Albuminurie auftreten. Nur in der lordotischen Haltung, in der der Körper des Patienten statisch in bezug auf Gleichgewicht, Innervation und dadurch bedingten Reflexe kaum eine Veränderung gegenüber der korrigierten Haltung aufweist, sehen wir eine Albuminurie einsetzen. In den ersten zwei Haltungen fehlt eben die Lordose, sie wird erst in der letzten Haltung sichtbar, und gerade in diesem Moment setzt bei dem Patienten, der seinen Standort gar nicht geändert hat, auch die Albuminurie ein, wobei Änderungen in den „Reflexerscheinungen“, wie Blutdrucksteigerung, erhöhte Pulsfrequenz usw., vollständig fehlen. — Treten letztere aber mitunter auf, so sind sie mit der Albuminurie direkt gewiß nicht in Zusammenhang zu bringen, da sie auch bei normalen Individuen auftreten können. So habe ich auch die schwersten Reflexstörungen, wie Erbrechen, Kollaps und Ohnmachtsanfälle, bei ganz gleichen Versuchsanordnungen auch bei normalen Individuen gesehen, trotzdem nicht die Spur einer Albuminurie nachweisbar war. Das sind nervöse Erscheinungen in einem vielleicht nervös veranlagten Individuum, die mit dem „Orthostatismus" im Sinne der „orthostatischen Albuminurie" nichts zu tun haben.

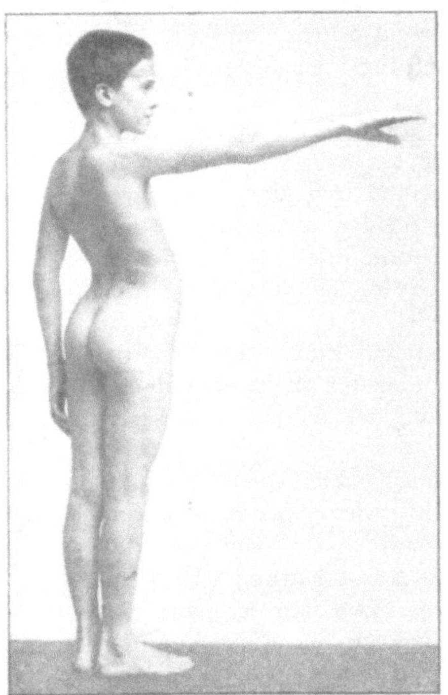

Abb. 23.
Lordotische Haltung.

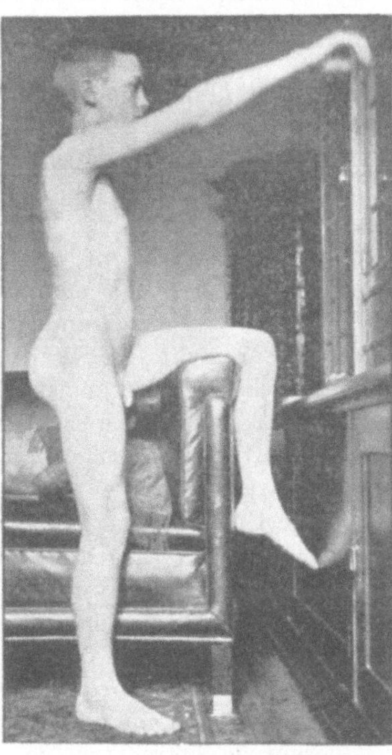

Abb. 24. Korrigierte Haltung.
(Beheben der Lordose.)

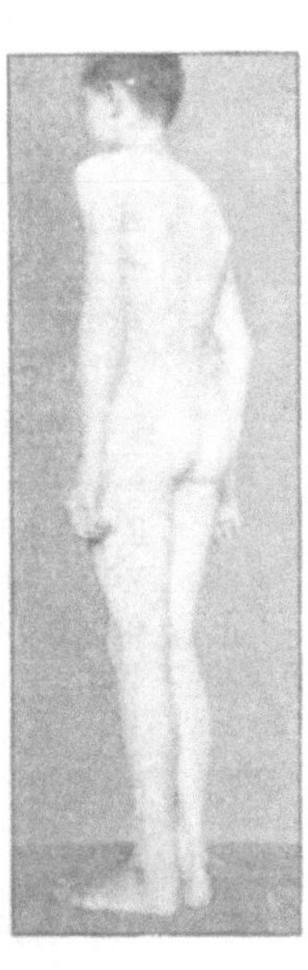

Abb. 25. Korrigierte Haltung. (Spontane Haltung nach 8 wöchentlicher Miederbehandlung.)

Der **Orthostatismus** in bezug auf die **Albuminurie** ist also nicht regelmäßig mit diesen Reflexsymptomen, sondern mit der Lordose verbunden, weswegen ich auch die Bezeichnung „lordotische Albuminurie" vorgeschlagen habe.

Auf die Einwände, die von verschiedenen Seiten gegen diese Ansichten gemacht wurden, will ich bloß so weit eingehen, als es zur Klarstellung tatsächlich vorhandener Differenzen in den Beobachtungsresultaten notwendig ist.

Anstatt der bisherigen, auf theoretischen Grundlagen aufgebauten und daher schwer kontrollierbaren Erklärungen habe ich ein ätiologisches Moment angegeben, das sichtbar, jederzeit kontrollierbar ist und das sich durch die einfachste physikalische Versuchsanordnung klären läßt.

Durch diese einfache Versuchsanordnung ist uns die Möglichkeit gegeben, über das Wesen der orthostatischen Albuminurie Klarheit zu schaffen. Wenn dies bisher trotzdem nicht geschehen ist, so liegt dies meines Erachtens weniger in dem Wesen der Sache selbst, als vielmehr in mißverständigen Auffassungen der Dinge und in manchen Fällen in einer unrichtigen Versuchsanordnung bei den Untersuchungen.

Ich habe in meiner ersten Publikation und bei Gelegenheit mehrerer Diskussionen betont, daß die Versuche in einer ganz bestimmten Weise durchgeführt werden müssen und darauf auch bei anderer Gelegenheit in früheren Zeiten hingewiesen. Die Fehler, die bei den Untersuchungen gemacht wurden, haben es zum großen Teil verschuldet, daß die Ursache der Albuminurie bisher nicht klargestellt wurde, und sie sind auch jetzt in vielen Fällen der Grund, daß bei den Versuchen verschiedene Resultate sichtbar werden.

Vor allem ist es, wie bereits erwähnt, notwendig, in dem Endeffekt sich jederzeit von Ursache und Wirkung zu vergewissern. — Es geht z. B. nicht an, bei einem positiven Eiweißbefund und einem negativen Lordosenbefund ein Mißverhältnis zwischen beiden anzunehmen. Die Albuminurie kann zu einer Zeit entstanden sein, als das Individuum tatsächlich lordotisch war, während es sich im Moment der Untersuchung als scheinbar nicht lordotisch erweist. Ich möchte deswegen gleich an dieser Stelle auf den meist bestrittenen Punkt eingehen, der von mehreren Seiten gegen mich erhoben wurde. Ich meine den Mangel einer Lordose bei orthostatischer Albuminurie, der angeblich in vielen Fällen beobachtet wurde.

Eine einmalige Untersuchung eines entsprechend entkleideten Kindes gibt in der Regel ein ganz unrichtiges Resultat, denn das Kind nimmt bei der ersten Untersuchung fast ausnahmslos eine gezwungene Haltung an, die in vielen Fällen seine wirkliche Körperhaltung und damit die Lordose maskieren kann. Dazu kommt noch ein Moment, das zwar unbedeutend erscheint, aber trotzdem von großem Einfluß auf den Befund sein kann. Wenn man nämlich das Kind mit entsprechend entblößtem Oberkörper betrachtet, so sieht man, daß das Kind aus Schamhaftigkeit seine gelockerten Kleider in der Regel krampfhaft vorne zusammenhält und dadurch eine Zwangsstellung einnimmt. Erst wenn die Kleider festgebunden werden, sehen wir eine „normale“ Haltung eintreten. Ich habe diesbezüglich einige Kontrollen in der Weise ausgeführt, daß ich bei den Kindern durch Abtasten des Rückens durch die Kleider die Wirbelsäule auf ihre Lordose prüfte.

Ich fand dabei häufig eine typische muldenförmige Einsenkung der Lendenwirbelsäule, ich fand auch eine Albuminurie; wenn ich aber anschließend daran eine Inspektion der Wirbelsäule bei entblößtem Oberkörper vornahm, so war an derselben öfter keine Lordose nachweisbar. Erst unter den entsprechenden Kautelen oder nach einer wiederholten Untersuchung war eine Lordose mit Sicherheit nachweisbar.

Man muß dabei noch in Betracht ziehen, daß es sich gerade bei Orthostaten um sehr flexible, dabei oft nervöse Kinder handelt, die ihre

Haltung gewiß in vielen Fällen sehr leicht ändern können. Aus diesem Grunde habe ich für die rasche Entscheidung die aufrecht kniende Körperhaltung angegeben, weil in dieser Haltung die Lordose am sichersten ihre typische Konfiguration behält und das Kind dabei zugleich örtlich fixiert erscheint. Auch bei diesem Versuch werden häufig Fehler gemacht, indem das Kind dabei statt einer Lordose eine Knickung in den unteren Lendensegmenten provoziert, wobei natürlich niemals eine Albuminurie auftritt (siehe Abb. 14). Auch das einfache Kommando: „Gerade stehen" ohne andauernde Kontrolle der Haltung genügt keinesfalls zur Ausführung eines exakten Versuches.

Erst wenn man alle diese Momente in Betracht gezogen hat und zugleich eine Messung der Wirbelsäule vornimmt, kann man über die Anwesenheit oder den Mangel einer pathologischen Lordose entscheiden. Man muß sich aber auch davon überzeugen, ob in der beobachteten resp. gemessenen Haltung eine Albuminurie auftritt. — Zu diesem Zwecke muß der Harn in Einzelportionen und in kurzen Zeitintervallen untersucht werden. Es genügt nicht, sich bei bestimmten Versuchen etwa erst in $^1/_2$ bis 1stündigen Zeitintervallen, von der Anwesenheit oder Abwesenheit der Albuminurie zu überzeugen. Das orthostatische Individuum vermag ebensowenig wie ein normaler Mensch $^1/_2$ Stunde lordotisch oder korrigiert zu stehen, und ebensowenig kann sich der Beobachter durch diese Zeit andauernd von der Konfiguration der Wirbelsäule überzeugen.

Eine lange Dauer des Versuches ist auch keineswegs notwendig. Die Albuminurie tritt mit einer solchen Promptheit schon nach kurzer Zeit auf, daß die Versuche sich in kurzen Zeitintervallen aneinanderreihen können. Ich gehe deswegen in der folgenden Weise vor, um die Diagnose einer orthostatisch-lordotischer Albuminurie stellen zu können, wobei sich aus dieser Versuchsanordnung neben den praktischen Resultaten zugleich auch interessante theoretische Befunde ergeben.

Vor allem ist es unbedingt notwendig, daß der Harn des Patienten zu Beginn der Untersuchung vollständig eiweißfrei ist. Denn nur das prompte Einsetzen der Albuminurie unter bestimmten Verhältnissen ist ein sicheres Kriterium der orthostatischen Albuminurie, während Schwankungen der Albuminurie von anderen, manchmal unkontrollierbaren Faktoren abhängen können (Flüssigkeitsaufnahme). Nachdem die Patienten in manchen Fällen im Morgenharn noch als Rest der vorhergegangenen Abendalbuminurie eine Spur von Eiweiß nachweisen lassen, so läßt man den Patienten am Abend vor dem Versuch, etwas früher zu Bett gehen und nach 1- bis 2stündiger Bettruhe urinieren. Bevor wir den Patienten der Untersuchung unterziehen, muß der Harn aus der Blase vollständig entleert und auf Eiweiß untersucht werden. Nun erhebt sich der Patient in der Weise aus dem Bette, daß dabei vorerst jedes Lordosieren absolut verhindert wird. Dann erhebt er ein Bein in der entsprechenden Weise und stellt es auf einen bereitstehenden Stuhl. In dieser Weise läßt man ihn mit nacktem Oberkörper vollständig aufrecht und frei stehen. Nach etwa 10 Minuten wird der Harn im Sitzen oder mit vorgebeugtem Oberkörper entleert. Diese Harnportion muß vollständig eiweißfrei sein. Darauf läßt man den Patienten 3 bis 5 Minuten (länger ist keinesfalls notwendig) in einer strammen militärischen Haltung stehen oder noch besser aufrecht knien. Die gleich oder bald darauf entleerte Harnportion, die meist schon durch ein geringes Quantum auffällt, enthält reichlich Eiweiß, und zwar sowohl den essigsäurefällbaren Körper als auch Serumalbumin. Nur in ganz vereinzelten Fällen ist die Harnportion knapp nach einem sehr kurzdauernden Lordoseversuch noch frei von Eiweiß, während die nächste Harnportion, die nach weiteren 3 bis 5 Minuten entleert wird, sich als eiweißhaltig erweist. Der Grund dafür ist in den meisten Fällen in der willkürlichen oder unwillkürlichen Harnretention in der Blase zu erklären, es ist auch möglich, daß es auf der Höhe des Insults zu einer fast vollständigen Anurie gekommen ist, wie man sich davon durch Ureterenkatheterismus oder am Tierversuch überzeugen kann.

Bei dieser Versuchsanordnung ist auf das exakteste der Beweis erbracht, daß der Patient so lange eiweißfrei bleibt, als in einer aufrechten Körperhaltung eine Lordose vermieden wird und daß die Albuminurie jedesmal erst in dem Momente auftritt, in dem die Lordose bei dem Patienten in Aktion tritt. Man kann sich aber von der Wirksamkeit der Lordose in einer weiteren Versuchsanordnung, die man den erwähnten Versuchen anschließt, noch in einer anderen Weise überzeugen. Läßt man nämlich den Patienten, nachdem er nach dem aufrechten Stehen seinen eiweißhaltigen Harn entleert hat, sofort wieder die korrigierte Haltung einnehmen und kontrolliert darauf den Harn in Einzelportionen in Zeitintervallen von 5 bis 10 Minuten (wobei man selbstverständlich während des Versuchs und ganz besonders bei der Harnentleerung jedes Lordosieren strengstens vermeiden muß), so sieht man schon in der ersten Harnportion eine deutliche Abnahme der Albuminurie eintreten, der später eine weitere Abnahme folgt, so daß der Harn der 2. bis 3. Portion (nach 15 bis 20 Minuten) wieder vollständig frei von Eiweiß ist; mitunter ist nach dieser Zeit noch eine Essigsäurefällung nachweisbar. Auf diese Weise konnte ich erhebliche Albuminurien ($^1/_2$ bis 2 Promille) bei Vermeidung einer Lordose auch im aufrechten Stehen rasch zum Schwinden bringen, d. h. es war das orthostatische Individuum in der korrigierten Haltung unter gleichen Bedingungen, als ob es in dieser Zeit zu Bett gelegen wäre und eine passive Rückenlage eingenommen hätte. Ließ ich den Patienten, nachdem sein Harn in dieser Weise eiweißfrei wurde, den erhobenen Fuß neuerlich auf den Boden stellen, wobei er sofort eine lordotische Haltung einzunehmen gezwungen war, so trat prompt eine neuerliche Albuminurie auf. Auf diese Weise kann man bei solchen Individuen wiederholte Albuminurien hervorrufen, die man ihnen zwischendurch in einer aufrechten Körperstellung immer wieder nehmen kann. Unter solchen Versuchskautelen läßt sich die Diagnose orthostatische Albuminurie rasch stellen und dabei zugleich auch die Wirksamkeit der Lordose in jedem einzelnen Falle auf das bestimmteste sicherstellen.

Die Gegenargumente, die auf den zweiten Teil meiner Versuche bezüglich der künstlichen Lordosierung in horizontaler Lage gemacht wurden, sind derzeit mannigfaltiger Natur. Ein Teil der Autoren hatte dabei positive Resultate; sie wollen aber diese Albuminurien in ihrem Wesen als eine „Albuminuria provocata" von den orthostatischen Albuminurien trennen. — Es erscheint mir nicht recht verständlich, warum dieselbe Ursache bei demselben Individuum verschiedene Wirkungen auslösen sollte und sich bei gleichem klinischen Bilde auch klinisch verschieden verhalten sollte! Daß sich auch die künstlich provozierte Albuminurie normaler Kinder und die orthostatische Albuminurie bis in das kleinste Detail identisch verhalten, werden wir später sehen. Im Gegensatz zu diesen Einwänden hat Pollitzer wieder betont, daß die Lordosierungsversuche im Liegen in den seltensten Fällen ein positives Resultat ergeben, so daß der Lordose nur in Ausnahmefällen und auch in diesen nur in geringem Maße eine Bedeutung zukommen kann.

Wir sehen also, daß ein Teil der Autoren auf Grund ihrer positiven Befunde die lordotische Albuminurie von der orthostatischen trennen will, ein anderer Teil hingegen bei derselben Versuchsanordnung auf Grund eines negativen Resultates der Lordose überhaupt eine nur geringe und nebensächliche Rolle bei dem Zustandekommen der Albuminurie einräumt.

Indem ich damit den pathologisch-anatomischen Teil der Frage verlasse und mich den pathologisch-physiologischen Fragen zuwende, so betrete ich damit das Gebiet, dessen Erforschung bisher zum größten Teil auf theoretischer Grundlage basiert. — Wie schon aus den kurzen Literaturangaben zu ersehen war, wurde das Entstehen der Albuminurie vorwiegend durch funktionelle Momente zu erklären versucht. — Ich habe demgegenüber die mechanische Theorie hervorgehoben. Ich will die nervöse Theorie keineswegs vollständig negieren, indem ich nervösen Momenten bei einer entsprechenden Lordose einen Einfluß, insbesondere auf die Intensität der Albuminurie, einzuräumen geneigt bin*). Doch läßt sich meine Ansicht trotzdem nicht von der Hand weisen, daß die durch die Lordose bewirkten mechanischen Zirkulationsstörungen allein die Albuminurie provozieren können.

Der wichtigste Teil der Ätiologie bezieht sich auf die Frage, ob das auslösende Moment imstande ist, auch in organisch vollständig gesunden Nieren eine Albuminurie zu provozieren oder ob dieselben erst durch degenerative oder gar entzündliche Veränderungen dazu disponiert sein müssen.

Nachdem diese Frage von einer eminenten praktischen Bedeutung ist, indem sie in die Klinik dieser Erkrankung mit allen ihren Folgen in bezug auf Prognose und Therapie eingreift, will ich mich mit ihr etwas eingehender beschäftigen, um so mehr, als sich auch die letzterschienene zusammenfassende Arbeit Pollitzers über die orthostatische Albuminurie mit diesem Punkt eingehend beschäftigt.

*) Wie dies insbesondere Chwostek und Steyskal sowie in der letzten Zeit die Untersuchungen Hamburgers und Dietls gezeigt haben.

Pollitzer nimmt neben dem reinen neurotischen Typus einen Typus an, bei dem läsionelle Veränderungen die Niere albuminophil, d. h. zur Zeit des Orthostatismus zu einer Albuminurie disponiert machen.

Nach Pollitzers Ansicht ist „die Anzahl der Orthotiker, von denen wir auch heute annehmen müssen, daß bei ihnen keinerlei Anhaltspunkt für eine läsionelle Veränderung zu finden sei, von Jahr zu Jahr kleiner geworden. Denn unter anderen haben uns auch Fälle der neurotischen Form bei mehrjähriger Beobachtung eines Besseren belehrt."

Aus diesem Ausspruch lassen sich zweierlei praktisch wichtige Schlüsse ziehen. Vor allem die Tatsache, daß der größte Teil der orthostatischen Albuminurien eine läsionelle Veränderung in den Nieren nachweisen läßt und daß selbst rein neurotische, d. h. funktionelle Formen entweder von vornherein läsionell sind oder im Laufe der Jahre zu solchen sich ausbilden. Wenn diese Anschauung auf Richtigkeit beruht, so müßte man für den größten Teil der Fälle eine rein funktionelle Basis ablehnen und dafür eine läsionelle Grundlage annehmen.

Pollitzer begründet seine Ansicht durch zwei Hauptargumente, die sich kurz in folgendem zusammenfassen lassen:

1. Bei genauer Anamnese und exakter Inspektion des Rachenraumes lassen sich in der Mehrzahl der Fälle Anhaltspunkte dafür finden, daß die orthostatischen Individuen an chronischen Tonsillitiden leiden, die zu häufigen Rezidiven in Form von Anginen Anlaß geben, wobei zu bemerken ist, daß diese Attacken insbesondere vom 5. bis 9. Lebensjahr bestanden und erst nach dem Abschluß der Pubertät sistierten. Diese Neigung zu chronischen Tonsillitiden führt Pollitzer auf eine Insuffizienz des lymphatischen Rachenringes zurück. In manchen Fällen läßt zwar nach seiner Angabe die diesbezügliche Anamnese im Stich, doch zeigt die Inspektion der Tonsillen deutliche chronische Veränderungen, die im Sinne einer chronischen Tonsillitis aufzufassen sind (Hypertrophie, erweiterte Lakunen und Krypten, öfter Pfröpfe).

In anderen Fällen ist sowohl die Anamnese negativ und auch der objektive Befund läßt die Erscheinungen einer deutlichen Insuffizienz des lymphatischen Apparates vermissen. In solchen Fällen zeigt aber die Familienanamnese oder die Untersuchung der Familienmitglieder, daß mehrere derselben die Erscheinungen einer Insuffizienz nachweisen lassen, so daß auch in dem negativen Falle der Verdacht nicht von der Hand zu weisen ist, daß die lymphatische Insuffizienz auch bei diesem bestehen könnte, die zwar zu keinen gröberen Konsequenzen geführt hat, trotzdem aber die Ursache der Albuminophilie bilden könnte.

Bestärkt wurde Pollitzer in seiner Ansicht durch die Beobachtung, daß Fälle, die sich durch Jahre als rein neurotisch erwiesen haben, zum Schluß durch flüchtige Anginen, Temperatursteigerungen als in die Gruppe der „lymphatischen Insuffizienz" gehörig erkannt wurden. „Derlei Beobachtungen, die sich nicht so selten finden, rücken den Verdacht immer näher, daß schließlich an dem Grundelement aller orthostatischen Albuminurien eine Insuffizienz des lymphatischen Apparates beteiligt sein könnte."

Diese Insuffizienz des lymphatischen Apparates des Rachenringes, insbesondere des exponiertesten Teiles desselben, der Tonsillen, soll jedoch nicht bloß die Ursache der Albuminophilie dieser Individuen sein, welche dadurch auf den orthostatischen Reiz mit der orthostatischen Albuminurie antworten, sondern sie soll durch den bekannten Konnex zwischen Tonsille und Niere in ihrer weiteren Konsequenz zu einer läsionellen Veränderung in den Nieren führen.

Die läsionellen Veränderungen in der Niere lassen sich nach Pollitzer durch den Harnbefund auf verschiedene Weise nachweisen. Vor allem spricht dafür eine starke resp. dauernde Vermehrung der Chondroitsäure, die sich in der Chondroiturie äußert und durch den Zusatz von Serumeiweiß in einen entsprechend angesäuerten eiweißfreien Harn des orthostatischen Individuums chemisch nachweisen läßt. Zweitens ist die läsionelle Veränderung durch die „spezifische Diurese" charakterisiert. Während der normale Mensch im Stehen neben der Oligurie zugleich eine vermehrte Konzentration des Harnes aufweist, ist bei einem nephritischen Individuum neben der Oligurie nur eine wenig erhöhte Konzentration des Harnes zu finden. In letzterem Sinne verhält sich die größte Zahl der orthostatischen Individuen. Pollitzer konnte nämlich den Beweis liefern, daß auch scheinbar rein neurotische Fälle auf Grund der spezifischen Diurese sich als läsionelle Formen erwiesen. Er konnte umgekehrt auch zeigen, daß läsionelle Fälle nach 4 bis 6 Wochen Bettruhe in rein neurotische Formen übergingen, indem die spezifische Diurese ihren Charakter änderte und jener eines normalen Menschen gleich wurde.

Pollitzer faßt deswegen seine Schlußsätze in bezug auf das Wesen der Albuminurie in der folgenden Weise zusammen:

„Dem Individuum wird", so sagt er, „nach dem 5. Lebensjahre, aus der mehr oder minder sorgfältigen Hegung der Kinderstube in das öffentliche Leben hinausgelassen, ein Kampf mit dem Tuberkelbacillus und mit Kokkeninfektionen aufgezwungen. Der Ausdruck des Kampfes mit letzteren erscheint der hohe Prozentsatz von Individuen, die um die Pubertätszeit irgendeine Form der Albuminurie zeigen." Diesen Zustand, der an sich noch keine Krankheit ist, sondern eine verringerte Resistenz bedeutet, möchte er im allgemeinen als Ren juvenum bezeichnen. Diese Albuminophilie wird in manchen Fällen durch Hinzutreten einer statischen Neurose erst zur orthostatischen Albuminurie (neurotische Form) oder aber es treten schon im Beginn läsionelle Veränderungen auf.

„Inzwischen haben sich aber die Infekte des täglichen Lebens angereichert und unter ihrer Wirkung hat auch mancher nicht angeborene minderwertige lymphatische Apparat einen gewissen Grad von Insuffizienz erreicht, deren Wirkung sich in Schädigung des Nierenepithels durch verankerte Toxine, vielleicht auch Keime, bemerkbar macht."

Beide Faktoren (statische Neurose, Minderwertigkeit des lymphatischen Apparates) sollen mit der Pubertät verschwinden. Bleibt die erstere bestehen, so sehen wir die orthostatische Albuminurie der Erwachsenen sich herausbilden, bleibt letztere, und damit die Neigung zu Tonsillitiden, bestehen, so sehen wir einen großen Teil der Fälle (Paedonephritis) nach Jahren doch abheilen, während es in anderen Fällen zu einer Nephritis oder zu multiplen metastatischen Erkrankungen (Rheumatismus, Endokarditis) kommt. — Die Prognose der orthostatischen Albuminurie ist demnach in allen Fällen in den Tonsillen gelegen.

Die zwei Hauptargumente Pollitzers bedürfen, weil von eminent praktischer Bedeutung, einer kritischen Besprechung.

Ob eine angeborene Minderwertigkeit des lymphatischen Rachenringes bei der orthostatischen Albuminurie ohne weiteres angenommen werden kann, ist noch fraglich. Daß die Annahme einer erworbenen Minderwertigkeit auf Grund chronischer Tonsillitiden berechtigt erscheint, ist ebenfalls nicht in allen Fällen von vornherein zutreffend. Daß man aus diesen Attacken und der lymphatischen Minderwertigkeit auf eine konsekutive Albuminophilie schließen darf, wäre gleichfalls erst zu beweisen. Es besteht gar kein Zweifel, daß Anginen, Drüsenschwellungen am Halse, bei Kindern anamnestisch häufig nachzuweisen sind; sie sind bei einer diesbezüglichen exakten Anamnese oder gar „Familienanamnesen" gewiß noch unendlich viel häufiger als es orthostatische Individuen gibt. — Geht man noch weiter und schließt trotz eines negativen Befundes auf Grund einer oder mehrerer leichter Attacken (besonders wenn es sich um Spitalspatienten handelt), die nach 2 bis 3 Jahren aufgetreten, nachträglich auf eine vorhandene, aber klinisch nicht nachweisbare lymphatische Insuffizienz, so bliebe wohl kaum ein jugendliches Individuum zurück, das sich nicht als läsionell albuminophil erweisen müßte.

Zweifellos feststehend ist es nach meinen Beobachtungen, daß gerade chronische, rezidivierende Tonsillitiden und Entzündungen des Nasenrachenraumes, welche häufig eine operative Entfernung durch den Spezialisten notwendig machen (wobei der Harn wegen der Narkose von mir untersucht wurde), nur selten eine Albuminurie gezeigt haben, obwohl sich darunter manches Kind mit statischer Neurose befand.

Es wurde bisher auch niemals angegeben, daß eine orthostatische Albuminurie nach der Entfernung der Tonsillen in Heilung übergegangen ist.

Der Nachweis der läsionellen Nierenveränderungen durch die spezifische Diurese müßte erst eingehend geprüft werden. Auch die Anwesenheit von Eiweiß im Morgenharn spricht nicht immer für läsionelle Veränderungen in den Nieren, indem es sich in solchen Fällen um die Residuen der abendlichen Albuminurie handeln kann oder aber um Albuminurien, die auch während der Bettruhe (Aufknien im Bett) oder sogar im Schlaf (Bauchlage) auftreten können. Ist aber trotz aller Kautelen eine konstante Morgenalbuminurie vorhanden, dann ist die Albuminurie nicht als eine orthostatische Albuminurie, sondern als eine vielleicht abklingende Nephritis bei einem orthostatischen lordotischen Individuum aufzufassen. Daß gerade der erste Morgenharn bei Nephritikern relativ reicher an Eiweiß sein kann als später entleerte Harnportionen werde ich später zeigen. Diese Erscheinung ist keineswegs immer mit der morgendlichen Poliurie in Verbindung zu bringen. — Ich habe 2 Fälle von Scharlachnephritis beobachtet, die dieses Phänomen in geradezu klassischer Weise demonstrierten. Nachdem der eine Fall später erörtert wird, soll an dieser Stelle von dem zweiten gesprochen werden.

Es handelt sich um einen 10jährigen Knaben, der an einem Scharlach mit einem schweren Exanthem, aber unter leichten klinischen Erscheinungen erkrankte. Die täglich vorgenommene Harnuntersuchung in Einzelportionen ergab durch 19 Tage ein konstant negatives Resultat. Am 20. bis 22. Tage erfolgte bei günstiger Diurese eine konstante Albuminurie von $^1/_4$ Prom. Am 20. und 21. Tage fanden sich vereinzelt granulierte Zylinder, keine roten Blutkörperchen. Vom 22. Tage wurde Patient hochgelagert. Am 23. Tage war der erste Morgenharn 7^h früh deutlich noch eiweißhaltig (starke Essigsäurefällung, Spur Serumalbumin), die nächste Harnportion (8^h früh) hingegen vollständig frei von Eiweiß. — Diese Erscheinung trat regelmäßig auf, auch als der Knabe 5^h früh erwachte, dann noch einmal einschlief und die zweite Harnportion (6^h früh) keine Poliurie zeigte (spez. Gew. 5^h früh 1025, 6^h früh 1024). Noch interessanter war der Befund, als der Knabe das Bett verlassen konnte und ich ihn wegen dem Verdacht auf Nephritis oder orthostatische Albuminurie aufrecht stehen ließ und die Harnportionen einzelweise untersuchte. — Der erste Morgenharn zeigte Essigsäurefällung, alle Tagesportionen dagegen waren frei von Eiweiß. Von einem Schwinden der Albuminurie infolge Poliurie konnte dabei keine Rede sein. Nach einigen Tagen Aufstehen ging auch die Morgenalbuminurie zurück. Diese Beobachtungen ließen sich nur so erklären, daß im tiefen Schlaf die absolute Muskelruhe, die Tieflagerung der Niere, und wahrscheinlich auch vasomotorische Momente veränderte Zirkulationsverhältnisse hervorriefen, die bei dem Knaben eine geringe Albuminurie provozierten. — Es ließe sich dies ganz gut mit der Tatsache in Verbindung bringen, daß aktive Muskelaktionen im allgemeinen die Blutzirkulation verbessern und Stasen vermindern. Es erscheint mir etwa der Vergleich mit der Ruhigstellung einer Extremität im Gipsverband berechtigt, und ich möchte deswegen eine absolute Bettruhe keineswegs als das beste Heilmittel bei der Nephritis hinstellen.

Die absolute Muskelruhe, die herabgesetzten Reflexe vermögen demnach durch Zirkulationsstörungen in einer entzündlich veränderten oder verändert gewesenen Niere eine Albuminurie hervorzurufen. Bei nierengesunden Menschen (und dazu gehören auch die orthostatisch-lordotischen Individuen) vermag diese geringe Zirkulationsstörung wohl eine Oligurie, jedoch keine Albuminurie zu erzeugen. Dazu ist bei beiden eine stärkere Zirkulationsstörung notwendig, wie sie etwa durch die Lordose oder die Kompression ausgelöst wird.

Ich will anschließend an diese klinischen Erörterungen über die orthostatisch-lordotische Albuminurie einzelne Beobachtungen mitteilen, dabei aber bloß jene Fälle hervorheben, in denen sich bei einer längerdauernden exakten Untersuchung interessantere Details ergeben haben, während ich auf die Beschreibung der zahlreichen anderen Fälle von vornherein verzichte.

Der jüngste Patient war ein 2jähriger Knabe, der im Anschluß an einen Scharlach nach dem ersten Aufstehen eine Albuminurie vom orthostatischen Typus aufwies. Nach zirka 4wöchiger Untersuchung kam er in meine Beobachtung: es zeigte sich, daß auch bei diesem Kinde in korrigierter Körperhaltung kein Eiweiß vorhanden war, in der habituellen Stellung dagegen deutlich Eiweiß und in einer forcierten und fixierten Stellung (Blicken auf die Decke) sehr reichlich Eiweiß ausgeschieden wurde; endlich daß diese Albuminurie schon nach $^1/_4$ stündiger Hochlagerung vollständig verschwand. Interessant war die Angabe der Mutter, die wiederholt die Beobachtung machte, daß das Kind im Bett trotz Stehen und Gehen usw. niemals Eiweiß zeigte, daß die Albuminurie dagegen sofort in Erscheinung trat, wenn das Kind auf den festen Boden zu stehen kam oder einmal, als es auf einer festen Unterlage im Bette stand. Der Unterschied in der Albuminurie bei dem Stehen im Bette und auf dem Boden läßt sich in bezug auf die Lordose leicht durch die verschiedene Haltung des Körpers auf einer festen und einer schwankenden Unterlage erklären.

Gr., Lilly, 14 Jahre.

18. XII. 1910. Kräftiges Mädchen. Vor einigen Tagen Albuminurie entdeckt (Diphtherie vor 3 Jahren ohne Albuminurie).

	Abendharn	Albuminurie	3 Prom.	
	Frühharn	„	00	
19. XII.	Frühharn	„	00	
	10′ gebückt gest.	„	00	
	10′ aufrecht gest.	„	++	Blutdruck 90
	2^h, 5^h, 7^h auf	„	++	
20. XII.	Frühharn	„	00	
	korrigiert gest.	„	00	
	aufrecht gest.	„	++	
	10′ zu Bett	„	++	
	20′ zu Bett	„	00	

Patientin erhält ein Mieder und ist definitiv eiweißfrei (dauernde Beobachtung von seiten der Mutter, Kontrollversuche am 23. V. und Herbst 1911).

R., Alfred, 8 Jahre.

28. IV. 1911. Im Febr. v. J. wurde bei dem Patienten zufällig massenhaft Albumen (5 Prom.) entdeckt. Alsbald stellte sich aber heraus, daß der Morgenharn regelmäßig eiweißfrei war. Patient war seither in verschiedentlicher Behandlung (Lahmann, Hall, Abbazia). Die Albuminurie ging zwar quantitativ zurück, blieb jedoch in ihrer orthostatischen Form weiter bestehen. Zylinder wurden niemals nachgewiesen.

Patient ist blaß, grazil, Blutdruck 125. Spitzenstoß im 5. Intercostalraum innerhalb der Mamillarlinie.

		Albuminurie			Albuminurie
29. IV.	Früh	00	30. IV.	Früh	00
	10′ korrigiert gest.	00		15′ korrigiert gest.	00
	10′ aufrecht gest.	$3^1/_2$ Prom.		10′ aufrecht gest.	$3^1/_2$ Prom.
	Nachmittag 2^h, 5^h, 7^h	++			

Patient erhält ein Mieder und ist dauernd eiweißfrei. Am 11. V. wurde das Mieder einmal probeweise nicht angelegt, worauf sofort eine Albuminurie auftrat, die im Mieder nach einer Stunde wieder verschwand.

L. H., 11 Jahre.

16. III. 1911. Vor einem Jahr Angina. Einige Wochen darauf wurde eine starke Albuminurie konstatiert, die bis Mai anhielt. Nach einem Aufenthalte in Grado war die Albuminurie angeblich vollständig verschwunden. Seit Februar d. J. wird der Harn neuerlich untersucht und dabei fand sich insbesondere auch im Morgenharn eine konstante Albuminurie bis 1,5 Prom. Im Sediment waren granulierte Zylinder nachweisbar. In den nächsten Tagen war der Eiweißgehalt schwankend, bald fehlte das Eiweiß vollständig, bald war es in größerer Menge vorhanden. Am 24. II. war das Kind z. B. zu Bett, der Harn blieb bis 4^h nachmittag eiweißfrei, um 7^h abends waren 0,6 Prom. nachweisbar. Am 17. III. blieb das Kind neuerlich im Bett und es wurde diesmal jede Möglichkeit einer Lordose (Knien, Aufrichten im Bett usw.) ausgeschlossen, der Harn blieb an diesem Tage in allen Portionen eiweißfrei; Zylinder fehlten vollständig. Nachdem das sonst ziemlich kräftige, etwas blaß aussehende Kind eine starke Lordose zeigte, wurden trotzdem früher der Verdacht auf eine Nephritis bestanden hat, wiederholte Untersuchungen auf eine orthostatisch-lordotische Albuminurie vorgenommen. Patientin wurde vorerst in eine gebückte Körperhaltung gestellt, worauf bloß eine in Spuren nachweisbare Albuminurie (die schon in der vorhergehenden Harnportion vorhanden war) gefunden wurde. In diesem Harn fehlten renale Elemente vollständig. In gerader Haltung wurden nach 10 Minuten 7 ccm Harn entleert, in dem sich 0,5 Prom. Albumen, sowie spärliche hyaline und granulierte Zylinder nachweisen ließen. Patientin bekam ein Mieder, in dem sie dann dauernd eiweißfrei herumgehen konnte.

W., Johann, 15 Jahre.

26. IV. 1911. Vor 8 Jahren Nephritis, wobei Patient ein halbes Jahr zu Bett war. Seither besteht eine typische orthostatische Albuminurie. In korrigierter aufrechter Haltung trat keine Albuminurie auf, hingegen verursachte freie aufrechte Haltung nach 10 Minuten eine Albuminurie von 0,3 Prom. und waren im Sediment hyaline Zylinder nachweisbar. Patient erlernte rasch in korrigierter Haltung herumzugehen, und es blieben seither sämtliche Harnportionen bis auf ganz vereinzelte Ausnahmen eiweißfrei. (Der Harn wurde dabei durch 8 Monate in Einzelportionen auf Eiweiß untersucht.)

R., $9^3/_4$ Jahre.

30. V. 1910. Anfang August 1909 fieberhafte Erkrankung und Nephritis. Seit Ende September der Morgenharn eiweißfrei, der Tagesharn eiweißhaltig jedoch niemals renale Elemente.

					Harnmenge
7. VI.	zu Bett	Albuminurie	00		
	10′ korrigiert gestellt	„	00		16,0
	5′ aufrecht gestellt	„	+‖		1,5
	2^h, 5^h, 7^h	„	++		
8. VI.	früh	„	00		
	10′ korrigiert gestellt	„	00		10,0
	5′ gekniet (Schwindelanfall)	„	+#	} 10 Prom.	4,0
	10′ gelegen	„	+#		
	1 Stunde gelegen	„	00		
10. VI.	zu Bett	„	00		
	10′ lordotisch gelegen	„	++		
	20′ flach gelegen	„	00		

W., 16 Jahre.

Kräftiger, etwas blasser Patient; seit 4 Jahren orthostatische Albuminurie.

15. II. 1912.	zu Bett	Albuminurie	00
	korrigiert gestellt	„	00
	10′ gerade gestellt	„	++

K., Hilda, 16 Jahre.

12. IX. 1910. Vor 6 Jahren Angina und Nephritis, die 7 Wochen andauerte. Seit 4 Jahren orthostatische Albuminurie. Patientin ist kräftig, sieht gesund aus,

besitzt eine deutliche Lordose. In korrigierter Haltung kein Eiweiß, in strammer Haltung eine deutliche Albuminurie. Interessant war bei dieser Patientin die Beobachtung, daß der Morgenharn häufig Eiweiß enthielt, die Albuminurie jedoch bei weiterer Bettruhe rasch verschwand. Die Albuminurie wurde, wie sich herausstellte, durch das Kämmen der Haare verursacht, wobei Patientin eine stärkere Lordose provozierte. Nachdem sich Patientin entweder kämmen ließ oder erst außer Bett selbst kämmte, hörte auch die Albuminurie in Bettruhe auf. Patientin lernte sehr rasch korrigiert gehen und ist seither definitiv eiweißfrei.

W., Paul, 16 Jahre.

10. VII. 1911. Im März 1910 wurde bei dem Patienten nach einer Angina und 2 tägiger Bettruhe die Albuminurie zufällig entdeckt. Er wurde deswegen neuerdings zu Bett gebracht, worauf die Albuminurie sofort verschwand und während der 4 wöchigen Bettruhe andauernd fehlte. Nach dem Aufstehen trat sie jedoch sofort wieder auf. Patient ist in den letzten Jahren rasch gewachsen, ist kräftig, besitzt aber eine stark ausgeprägte Lordose.

In aufrechter korrigierter Stellung kein Eiweiß, in lordotischer Haltung starke Albuminurie, im Sediment vereinzelte grobgranulierte Zylinder. Im Mieder definitiv eiweißfrei.

P., Anton, 6 Jahre.

6. V. 1910. Vor 6 Wochen wurde eine Albuminurie konstatiert. Der Morgenharn war stets eiweißfrei, wogegen der Tagesharn Albumen zeigte. Patient wurde 14 Tage zu Bett gelassen; nachdem er das Bett wieder verlassen durfte, war der Morgenharn zwar eiweißfrei, der Tagesharn aber eiweißhaltig, wenn auch angeblich die Albuminurie diesmal geringer war als vorher. Zylinder wurden niemals nachgewiesen. Patient ist sehr blaß, nervös, besitzt eine deutliche Lordose. In korrigierter Haltung kein Eiweiß, in lordotischer Stellung 0,28 Prom. Albumen. Im Sediment vereinzelte hyaline und feingranulierte Zylinder. Patient war im Mieder konstant eiweißfrei.

Nach zirka 6 Monaten erkrankie Patient an einer fieberhaften Angina. Am 2. Krankheitstage war trotz Bettruhe im Harn deutlich Eiweiß vorhanden. Von dem behandelnden Arzte wurde der Verdacht auf eine exacerbierende Nephritis ausgesprochen. Da machte die Mutter die Beobachtung, daß Patient bei dem stündlichen Gurgeln im Sitzen eine starke Lordose erzwinge. Sie ließ den Knaben von nun ab bloß im Liegen gurgeln, worauf die Albuminurie sofort verschwand und auch niemals wieder auftrat. Auch nach der Genesung blieb Patient im Mieder dauernd eiweißfrei.

Eine ähnliche Beobachtung machte ich bei einem Patienten, der durch Korrektur der Wirbelsäule dauernd eiweißfrei blieb, bis er einmal eine enorme Albuminurie zeigte. Auf Befragen nach der Ursache stellte sich heraus, daß er eine Aeroplanausstellung besuchte. Um die dort in beträchtlicher Höhe angebrachten Modelle besichtigen zu können, mußte er sich stark lordotisch halten, worauf die vorübergehende Albuminurie prompt auftrat.

Diese und ähnliche Beobachtungen zeigen, welche geringfügige Momente zu einem Einsetzen einer Albuminurie führen können. Kurz erwähnen will ich noch an dieser Stelle die bereits seit längerer Zeit bekannte Tatsache, daß sich bei Soldaten (insbesondere Rekruten) ein viel größerer Prozentsatz an Orthostaten findet als bei Zivilpersonen desselben Alters. Dieser Widerspruch hängt ganz logisch mit der verschiedenen beruflich üblichen Haltung zusammen. Der Soldat wird häufig gezwungen eine lordotische Haltung einzunehmen, weshalb wir die Albuminurie geradezu als eine „Berufskrankheit“ dieser Individuen bezeichnen könnten. Ferner möchte ich auf die Beobachtungen hinweisen, die bei Schulkindern in verschiedenen Schulklassen gemacht wurden. Es konnte nachgewiesen werden, daß in jenen Klassen, in denen die Kinder aus orthopädischen Gründen gezwungen wurden, im Sitzen die Arme am Rücken verschränkt zu halten, sich viel mehr Kinder mit einer Albuminurie fanden als in andern Klassen derselben Schule. Auch in dieser sitzenden Haltung wird eine stärkere und fixierte Lordose erzwungen. Selbstverständlich können solche scheinbar nebensächlichen Momente, wenn sie übersehen werden, zu schwerwiegenden Irrtümern Veranlassung geben, indem sie unter Umständen eine Fehldiagnose ermöglichen. So habe ich wiederholt Fälle gesehen, in denen die Diagnose auf Nephritis gestellt wurde, weil der Morgenharn Albumen zeigte und in denen sich trotzdem sicherstellen ließ, daß zufällige Momente die morgendliche Albuminurie provozierten (Bauchlage des Nachts, Aufknien im Bette des Morgens usw.).

Ganz ähnlich verhielten sich in bezug auf den Zusammenhang zwischen Lordose und Albuminurie die Erwachsenen, die ich bisher beobachten konnte.

L. H., 20 Jahre.

Seit 3 Jahren Kopfschmerzen. Beim Militär (1910—1911) in Habachtstellung wiederholt Ohnmachtsanfälle. Damals wurde auch die Albuminurie konstatiert. Patient ist kräftig, sehr groß, zeigt eine Knickung der Wirbelsäule in Gegend des I. und II. Lendenwirbels. Albumen $^1/_2$ Prom., Blutdruck 125.

4. XII.	zu Bett	Albuminurie 00
	korrigiert gestellt	„ 00
	gerade gestellt	„ ++

Patient lernte sich korrigieren und blieb dauernd eiweißfrei; ein einziges Mal trat reichlich Eiweiß auf, als er einen langandauernden Handstand machte, womit eine starke Lordosierung der Wirbelsäule verbunden war.

W., 18 Jahre.

8. V. 1910. Orthostatische Albuminurie seit 6 Jahren. Kräftiger, gesunder, junger Mann, besitzt eine deutliche Lordose. In korrigierter Haltung kein Eiweiß, in aufrechter Haltung bis zu 4 Prom. Albumen; im Sediment rote Blutkörperchen, keine Zylinder. Patient erhält ein Mieder und war andauernd eiweißfrei.

Die relative Häufigkeit einer vorausgegangenen Nephritis in den erwähnten Fällen (es handelte sich durchaus um Privatpatienten) läßt sich sehr leicht dadurch erklären, daß die Harnuntersuchungen einerseits wegen dieser Erkrankung vorgenommen wurden, anderseits gerade in diesen Fällen der Albuminurie von seiten des Arztes und der Angehörigen des Patienten eine besondere Bedeutung zugesprochen wurde und eine lange dauernde intensive Beobachtung zur Folge hatte.

4. Die Albuminurie gesunder Kinder.

(Die „Albuminuria provocata".)

Als einen Beweis für meine Ansicht, daß das mechanische Moment der Lordose die Ursache der Albuminurie ist, führte ich bereits die Tatsache an, daß man imstande ist, einerseits bei normalen Individuen in aufrechtem Stehen, sowie anderseits bei einem orthostatischen Individuum in einer horizontalen Körperlage eine der orthostatischen

Albuminurie in allen ihren Merkmalen identische Albuminurie zu erzeugen, wenn man dabei eine für das orthostatische Individuum charakteristische Lordose erzeugt. Diese Albuminurie als Albuminuria provocata zu bezeichnen, hat wohl nur insofern eine Berechtigung, als damit gesagt werden soll, daß dieselbe durch eine künstlich erzeugte Lordose hervorgerufen wurde. Die Albuminurie ist dagegen in ihrem Wesen identisch mit der orthostatischen Albuminurie, wie wir aus dem Folgenden sehen werden. Im weiteren Sinne ist eben jede orthostatische Albuminurie eine Albuminuria provocata, da sie durch eine charakteristische aufrechte Körperhaltung provoziert wird. Der Unterschied ist bloß darin gelegen, daß das eine Individuum, zu dieser Haltung disponierend, dieselbe spontan einnimmt, während das andere Individuum erst gezwungen werden muß, die charakteristische Stellung einzunehmen. Dieser Umstand ist aber bloß ein nebensächlicher Unterschied, nicht aber für das Wesen der Albuminurie entscheidend. Die Albuminuria provocata beweist aber ihrerseits, daß die Nieren vollkommen normaler Individuen auf den Insult der Lordose in der gleichen Weise reagieren wie jene des Orthostatikers, daß demnach das Nierengewebe keinesfalls eine besondere anatomische oder funktionelle Minderwertigkeit aufweisen muß. Sie beweist ferner, daß andere Ursachen, wie Blutdruckschwankungen, vasomotorische Störungen, hereditäre Momente usw. bei dem Entstehen der Albuminurie nur von einer untergeordneten Bedeutung sein können.

Der Umstand also, daß bei einem orthostatischen Individuum die Albuminurie fehlt, wenn dasselbe seine Haltung im aufrechten Stehen verbessert und der Haltung eines normalen Individuums anpaßt (korrigierte Haltung); daß hingegen bei demselben Individuum in einer horizontalen Körperlage sofort eine Albuminurie auftritt, wenn es in dieser Lage eine entsprechende lordotische Haltung einnimmt, beweist, daß sich der Begriff „Orthostatismus" bei der orthostatischen Albuminurie nur insofern aufrecht erhalten läßt, als damit im allgemeinen die pathologische Haltung in einer aufrechten Körperstellung als auslösendes Moment der Albuminurie gemeint ist. Die Grundbedingung der Albuminurie ist die Lordose, denn ein aufrecht stehendes orthostatisches Individuum verhält sich unter Umständen so wie ein aufrecht stehendes normales Individuum oder wie ein orthostatisches Individuum in einer horizontalen Lage, bald verhält es sich dagegen auch in einer horizontalen Lage wie ein orthostatisches Individuum im aufrechten Stehen, je nachdem in dem einen Fall die Lordose fehlt oder in dem anderen Falle vorhanden ist. In einer horizontalen Lage ist eine Albuminurie aber unter Umständen ebensowenig provoziert, wie in der aufrechten Stellung, da das lordotische Liegen oft gewohnheitsmäßig eingenommen wird und dann zur Albuminurie führt. In solchen Fällen ist eine Unterscheidung zwischen spontaner und provozierter Albuminurie überhaupt nicht möglich, es wäre denn, daß man sich an die Bezeichnung orthostatisch klammert und den Umstand hervorheben will, daß gegebenenfalls der Einfluß einer zweiten Person im

Spiele ist, die dem Patienten eine gewisse Haltung aufzwingt. Wesentlich ist dieses Moment aber keinesfalls für die Pathogenese der Albuminurie, ebensowenig wie es etwa für die Pathogenese der typischen Radiusfraktur von Bedeutung ist, ob der Patient spontan auf den Arm fiel oder dabei einen Stoß von einer zweiten Person erhielt.

Eine ganz interessante Beobachtung habe ich erst in der allerletzten Zeit gemacht, die neuerlich beweist, wie dunkel scheinbar die Ätiologie der orthostatisch-lordotischen Albuminurie mitunter ist und wie einfach das Rätsel derselben gelöst werden kann, wenn man die kleinsten Details zu beobachten gewöhnt ist.

Es kam ein kleines Mädchen mit einer typischen orthostatisch-lordotischen Albuminurie in meine Beobachtung. Nachdem das Kind erst 6 Jahre alt war, ein Alter, in dem die Albuminurie noch selten beobachtet wird, und keine auffallende Lordose zeigte, so war mir die Ursache der Albuminurie im ersten Moment recht unklar. Die Anamnese dagegen ergab, daß das Mädchen seit 2 Monaten als Balletteleven an den Tanzübungen teilnimmt und bei einer solchen auch von einem Schwindelanfall befallen wurde, wodurch dann erst die Albuminurie entdeckt wurde. Ich ließ mir nun von der kleinen Patientin alle Tanzübungen vormachen, die sie bisher gelernt hatte, doch bei keiner konnte ich eine abnorme Lordose entdecken. Endlich ließ ich mir die verschiedenen Körperhaltungen zeigen, die sie auch ohne Tanzbewegungen einnehmen mußte. Darauf stellte sich das Mädchen in folgende „Ausgangsstellung“: Die Füße werden mit enganliegenden Fersen extrem nach auswärts rotiert, so daß sie eine rein frontale Stellung einnehmen. Die Beine müssen dabei vollkommen gestreckt und der Oberkörper frei und aufrecht gehalten werden. Als die kleine Patientin diese Stellung einnahm, trat bei ihr sofort eine deutliche Lordose auf.

Dieselbe wird dem Oberkörper aus statischen Gründen aufgezwungen, da ein freies Balancieren des Körpers nur in dieser Haltung möglich ist. — Sobald ich eine Korrektur vornehmen wollte, wie ich sie bei der gewöhnlichen orthostatisch-lordotischen Haltung häufig anwende, fiel die Patientin sofort nach rückwärts oder sie mußte die Füße rasch in einer sagittalen Richtung drehen. — Ich habe ähnliche Versuche bei anderen Kindern gemacht und tatsächlich gefunden, daß die beschriebene Fußstellung jedesmal zu einer pathologischen Lordose führt. Wir sehen also, daß kleine Veränderungen in der Haltung, geringe Veränderungen in der Statik des Körpers zu einer abnormen Lordose und damit zu einer Albuminurie führen können, daß wir darum in einem Einzelfall aus dem Mangel einer Lordose keineswegs die Ätiologie derselben ausschließen können. Denn bei dem Kinde ließ sich selbsverständlich die Albuminurie (besonders ohne vorhergehende Harnentleerungen) noch nachweisen, nachdem die Lordose bereits aufgehoben und deswegen nicht mehr sichtbar war.

Selbstverständlich ist ein solcher Fall klinisch in älterem Sinne ein orthostatischer und ein orthostatisch-lordotischer in meinem Sinne. Ihn zu einer Albuminuria provocata zu stempeln, weil ein eigentümliches ursächliches Moment entdeckt wurde, wäre bloß ein Spiel mit Worten. Denn das kleine Ballettmädchen muß zwar ihre Füße nach auswärts drehen, um an dem Leiden zu erkranken, das ein anderes Kind auch mit normal rotierten Füßen akquiriert, es ist aber nicht einzusehen, warum sie nicht nach einer kurzen Zeit die Krankheitssymptome auch bei normal rotierten Füßen zeigen könnte. Soll man dann bei gleichbleibenden klinischen Symptomen von einem Übergang einer provozierten Albuminurie in eine orthostatische oder orthostatisch-lordotische sprechen?

Ich glaube, daß neue klinische Benennungen nur dann eine Berechtigung haben, wenn sie zur Klärung zweifelhafter Krankheitssymptome oder Krankheitserscheinungen beitragen. die sich in keine der bisher bekannten und abgeschlossenen Krankheitsgruppen einfügen lassen.

In dem letzterwähnten Falle könnte man vielleicht von einer Berufskrankheit sprechen, nicht aber von einer klinisch trennbaren provozierten Albuminurie, ebenso wie wir andere Erkrankungen unter Umständen als Berufskrankheiten, keineswegs aber als provozierte Erkrankungen bezeichnen. Aber auch die Berufskrankheiten sind von Krankheitsfällen derselben Gruppe, die nicht durch eine berufsmäßige Funktion entstanden sind, klinisch nicht zu trennen. So werden sich z. B. Organerkrankungen oder Vergiftungen, die durch einen Beruf entstanden sind, in dem Einzelfall klinisch in nichts von gleichen nicht berufsmäßig erworbenen Organerkrankungen oder Vergiftungen unterscheiden.

Diese Motive berechtigen demnach nach dem Gesagten keinesfalls, zwischen einer orthostatischen, einer orthostatisch-lordotischen und einer provozierten Albuminurie zu unterscheiden. Die Symptome und das ätiologische Moment sind bei allen dreien einheitlich und klar, so daß eine Trennung oder Benennung, die sich auf nebensächliche Details beschränkt, zur Klärung der Ätiologie und der Klinik der Albuminurie kaum beitragen werden.

5. Die Funktionsstörungen in der Niere bei der orthostatisch-lordotischen Albuminurie.

Von größter Wichtigkeit ist die Klärung der Frage, welche Störungen in den Nieren durch die Lordose verursacht werden, welche ihrerseits zur Albuminurie führen. Ich habe als solche die venöse Stauung angesehen, da wir ja wissen, daß die Nieren auf Zirkulationsstörungen sehr empfindlich reagieren. Ob die Stauung durch eine Knickung und Zerrung der venösen Gefäße oder Abklemmung der Hohlvene durch die veränderte Zwerchfellstellung oder durch eine Zerrung des Ureters hervorgerufen wird, lasse ich dahingestellt. Ich kann auch nicht umhin, wie bereits erwähnt wurde, zuzugeben, daß daneben vasomotorische Momente insbesondere in bezug auf die Intensität der Albuminurie eine gewisse Rolle spielen können, nachdem bei demselben

Individuum zu verschiedenen Zeiten auf demselben Insult unter Umständen eine verschieden hochgradige Albuminurie entstehen kann (Dietl, Hamburger). Doch können die vasomotorischen Momente bloß als eine Begleiterscheinung angesehen werden, da sie allein, bei korrigierter Wirbelsäule, niemals eine Albuminurie hervorzurufen vermögen.

Auch muß man bei diesen Untersuchungen unbedingt andere ursächliche Momente, so insbesondere vorausgegangene Flüssigkeitsaufnahmen in Betracht ziehen, nachdem eine Polyurie durch die Albuminurie nicht verhindert wird, eine Polyurie hingegen eine bereits vorhandene oder entstehende Albuminurie wesentlich vermindern kann. Deswegen ist bei solchen Untersuchungen eine entsprechende Flüssigkeitskarenz sowie eine Kontrolle der Diurese und des spezifischen Gewichtes des Harnes notwendig.

Es wäre noch der Punkt des positiven Zylinderbefundes bei orthostatischer Albuminurie zu erwähnen. Ich habe darüber bereits Mitteilung gemacht, daß sich im Gegensatz zu den bisherigen Angaben bei dieser Erkrankung Zylinder finden können, ohne daß irgendwelche Berechtigung vorläge, eine Nephritis zu supponieren. Ich habe diese Differenz zwischen meinen Befunden und den Beobachtungen anderer Autoren darauf zurückgeführt, daß in meiner Versuchsreihe die orthostatischen Individuen durch die spezielle Anordnung der Versuche eine stärkere Albuminurie zeigten, als in den bisher angestellten Versuchen. Ich habe mir vorgestellt, daß infolge der länger fixierten ruhigeren Haltung, wie ich sie den Kindern zumutete („Habt acht"-Stehen) oder durch die Einwirkung einer spontan verstärkten Lordose, wie es z. B. das Knien mit sich bringt, die Zirkulationsstörung und die Albuminurie wesentlich stärker zum Ausdruck kommt und daß dieses Moment zum Schluß auch zu einer vorübergehenden Zylindrurie führen kann. Ich habe diesbezüglich neuerdings eine große Anzahl von Untersuchungen angestellt und mich von der Richtigkeit dieser Befunde wiederholt überzeugen können. Selbstverständlich waren darunter eine Reihe von Kindern, die durch viele Monate (bis zu 2 Jahren) in konstanter ambulatorischer Beobachtung standen oder zum Zwecke einer exakten Untersuchung auf mehrere Wochen in Spitalsbehandlung kamen. Die neuen Untersuchungen haben aber daneben ein anderes sehr interessantes Resultat ergeben: Bewirkt man bei einem Individuum eine rasch einsetzende starke Albuminurie (Knien usw.) und untersucht nun die einzelnen Harnportionen in kurzen Intervallen, so zeigt sich, daß in der ersten Harnportion mitunter keine Zylinder vorhanden sind, daß dieselben erst in den späteren, ca. $^1/_4$ bis $^1/_2$ Stunde nach dem Insult entleerten Harnportionen sich vorfinden. Die Albuminurie steigt dabei in der Regel in den ersten 5 bis 10 Minuten noch deutlich an, um dann rascher oder langsamer zu verschwinden. Dieses zeitlich verspätete Auftreten der Zylindrurie ist von großer Bedeutung und findet seine Erklärung vielleicht durch später zu erwähnende Funktionsstörungen in den Nieren. — Die Zylinder sind in der Regel hyalin oder locker und grob granuliert, selten findet man auch epitheliale Gebilde. Daß daneben wohlerhaltene rote Blutkörperchen vorkommen können, habe ich bereits früher mitgeteilt.

Um die Frage zu entscheiden, welche Funktionsstörungen die Lordose während einer Albuminurie in den Nieren hervorruft, war es notwendig, die Funktion der Nieren in einem eiweißfreien Stadium, sowie während einer Albuminurie zu untersuchen. Das rasche Einsetzen der Albuminurie, die jederzeit zu erzielen ist, das rasche Abklingen derselben und das Zurückkehren des Organs in seinen normalen Zustand in bezug auf die Albuminurie liefern ein geradezu einziges Untersuchungsmaterial für die Beobachtung der Nierenfunktion in normalem Zustande und während einer Albuminurie.

Ich habe diesbezügliche Untersuchungen über die Diurese und die Kochsalzausscheidung in einer großen Anzahl, über die Harnstoffausscheidung in einzelnen Fällen vorgenommen, nachdem ich über die Glykosurie nach Phloridzininjektionen bereits früher ausführlich mitgeteilt habe.

a) Wasserausscheidungen.

Nachdem ich über die Eigentümlichkeiten der Albuminurie bei der orthostatisch-lordotischen Albuminurie bereits eingehend berichtet habe, so will ich an dieser Stelle mit der Frage der Wasserausscheidung beginnen.

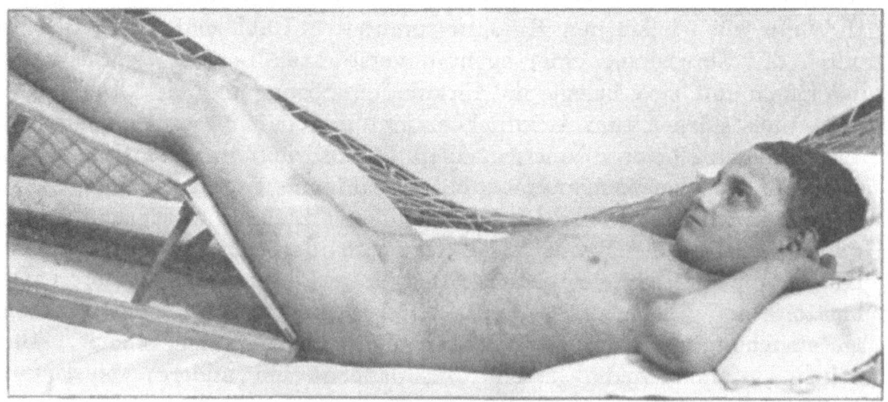

Abb. 26.

Zu diesem Zwecke wurde orthostatischen Individuen 250 bis 500 g Flüssigkeit per os zugeführt, nachdem sie 12 bis 16 Stunden vorher das letzte Mal eine feste Nahrung und Flüssigkeit erhalten hatten.

Als Flüssigkeit wurde ausschließlich Wasser verwandt, weil es sich schon bei den ersten Versuchen zeigte, daß ausschließlich nach einer Wasserzufuhr eine Diurese sicher zu erwarten war, während nach einer Milchzufuhr die Diurese öfter ausblieb. Die Milch ist deswegen für solche Versuche ungeeignet, weil eine vermehrte Wasserausscheidung viel schwerer und unregelmäßiger erfolgt. Vor und während der Versuche waren die Kinder zu Bett oder außer Bett, oder es wurden mit ihnen ganz bestimmte Lagerungen vorgenommen. Als letztere kam die „Hochlagerung" in Betracht. Zu diesem Zwecke wurden dem Kinde bei leicht erhobenem Oberkörper und kyphotischer Wirbelsäule die Knie im Hüftgelenk gebeugt, die Beine auf eine schiefe Ebene von ca. 45 bis 50° gelegt (Abb. 26). Nach der Flüssigkeitsaufnahme wurde der Harn in Intervallen von 10 bis 15 Minuten entleert und auf Menge, spezifisches Gewicht, Eiweiß, Kochsalz usw. untersucht.

Es zeigte sich nun, daß eine stärkere Polyurie viel seltener in einer aufrechten Körperhaltung als in einer horizontalen Körperlage zu beobachten war, daß hingegen bei einer Hochlagerung fast regelmäßig eine starke Polyurie einsetzte. Die Diurese setzte in den positiven Fällen regelmäßig $^1/_2$ bis $^3/_4$ Stunde nach der Flüssigkeitsaufnahme ein, erreichte ihre Höhe nach $^3/_4$ bis $1^1/_4$ Stunden, um dann rasch wieder abzufallen.

1. 9h 40′ zu Bett, 240 g Wasser

	Harnmenge
10h	15,0
10h 15′	25,0
10h 30′	95,0
10h 45′	45,0
11h	24,0

Beginn der Diurese 35′
Maxim. „ „ 50′
Dauer „ „ 80′

2. 9h 15′ zu Bett, 240 g Wasser + 2 g Kochsalz

	Harnmenge
9h 35′	15,0
9h 50′	50,0
10h 05′	110,0 (1002)
10h 20′	68,0 (1004)

Beginn der Diurese 35′
Maxim. „ „ 55′
Dauer „ „ 70′

9h 15′ zu Bett (240 g Wasser)

	Harnmenge
9h 40′	6,0
9h 50′	30,0
10h 05′	40,0
10h 20′	40,0
10h 35′	6,0

Beginn der Diurese 35′
Maxim. „ „ 55′
Dauer „ „ 80′

8h 20′ 500 g Wasser (Aufstehen im Mieder)	Albuminurie 00	Harnmenge
8h 30′ „ „	„ 00	8,00
8h 45′ „ „	„ 00	10,00
9h „ „	„ 00	30,0
9h 15′ „ „	„ 00	70,0
9h 30′ „ „	„ 00	30,0
9h 45′ „ „	„ 00	15,0
10h „ „	„ 00	10,0

8h 45′ 500 g Wasser (flach gelegen)	Albuminurie 00	Harnmenge
9h 05′ „ „	„ 00	25,0
9h 15′ „ „	„ 00	8,0
9h 27′ „ „	„ 00	12,0
9h 37′ „ „	„ 00	10,0
9h 45′ „ „	„ 00	8,0

			Harnmenge
10^{h} 05′ auf	(flach gelegen)	Albuminurie + Sp.	10,0
10^{h} 20′ „	„ „	„ + Sp.	3,0
10^{h} 30′ „	„ „	„ + Sp.	3,0

9^{h} 500 g Wasser			Diurese
(hoch gelegen)	Diurese	10^{h}	180,0 (1001)
9^{h} 15′	25,0	10^{h} 15′	120,0 (1002)
9^{h} 30′	25,0	10^{h} 30′	35,0
9^{h} 45′	82,0 (1004)	11^{h}	30,0

		Albuminurie	Diurese
9^{h} 40′ 240 g Wasser	(hoch gelegen)		
10^{h}	„ „		15,0
10^{h} 15′	„ „	00	25,0
10^{h} 30′	„ „	00	95,0
10^{h} 45′		00	45,0
11^{h}		00	24,0

9^{h} 25′ 120 g Wasser			Diurese
(flach gelegen)	Diurese	10^{h} 15′ (flach gelegen)	8,0
9^{h} 45′ „ „	12,0	10^{h} 30′ „ „	8,0
9^{h} 55′ „ „	7,0	10^{h} 40′	6,0
10^{h} 05′ „ „	6,0		

9^{h} 28′ 120 g Wasser	Diurese		Diurese
9^{h} 40′ auf	8,0	10^{h} 20′ auf	9,0
9^{h} 50′ „	6,0	10^{h} 30′ „	11,0
10^{h} „	9,0	10^{h} 40′ hoch gelegen	**15,0**
10^{h} 10′ „	15,0	11^{h}	**25,0** (1014)

Tritt bei dem Individuum aus irgendeiner Ursache eine kurzdauernde Albuminurie auf, bevor die Diurese in Gang kommt, also etwa eine viertel Stunde vorher, so setzt die Diurese dessenungeachtet ein, und nimmt einen normalen Verlauf. Doch kann der Beginn der Polyurie manchmal eine Verzögerung erleiden. Selbstverständlich fällt die Albuminurie während der stärksten Diurese auf ein Minimum resp. Null herab. — Auch eine Zufuhr von Kochsalz, entweder zugleich mit dem Wasser oder im Verlaufe der Diurese, vermag die letztere nicht wesentlich zu beeinflussen.

		Albuminurie		Diurese
8^{h} 55′	500 g Wasser		00	
9^{h} 15′		„	00	25,0
9^{h} 15′	bis 9^{h} 18′ Kompression			
9^{h} 30′	hoch gelegen	„	+ #	35,0
9^{h} 45′	„ „	„	Sp.	70,0
10^{h}	„ „	„	Sp.	180,0
10^{h} 15′		„	00	190,0
10^{h} 30′		„	00	60,0
10^{h} 45′		„	00	30,0
	im Mieder auf			
11^{h}		„	00	20,0
11^{h} 15′		„	00	8,0
11^{h} 30′		„	00	8,0
12^{h}		„	00	8,0

Beginn der Diurese 35′
Maxim. „ „ 1,20^{h}
Im Sediment von 9^{h} 30′ bis 10^{h} 30′ keine Zylinder.

				Harnmenge
8h 55′	500 g Wasser			
9h 15′		Albuminurie	00	15,0
	Kompression			
9h 30′		„	+ ⧺	20,0
9h 45′		„	+ +	10,0
10h		„	+ Sp.	10,0
10h 15′		„	+ 0	40,0
10h 30′		„	00	130,0
10h 45′		„	00	180,0
	im Mieder auf			
11h		„	00	140,0
11h 15′		„	00	10,0
11h 30′		„	Sp.	8.0
2h		„	Sp.	
4h		„	0	

Beginn der Diurese 1,20h
Maxim. „ „ 2h
Dauer „ „ 2,50h

Im Sediment von 9h 30′ bis 10h 15′ keine Zylinder.

10h	auf	Albuminurie	+ Sp	Harnmenge
	240 g Wasser, gekniet			
10h 12′	gekniet	„	+ +	5,0
10h 25′	hoch gelegen	„		10,0
10h 35′	„ „	„	Sp.	20,0
10h 45′	„ „	„	0	47,0 (1003)
10h 55′	„ „	„	0	82,0 (1001)
11h 07′	Kompression	„	+ ⧺	50,0 (1002)
11h 17′	hoch gelegen	„	+ ⧺	13,0
11h 27′	„ „	„	+ +	9,0
11h 37′	auf	„	+ +	7,0

Beginn der Diurese 35′
Maxim. „ „ 55′
Dauer „ „ 75′
Menge 230

b) Die Kochsalzausscheidung.

Als Zweites wurde geprüft, wie sich die Kochsalzausscheidung bei Orthotikern in eiweißfreien und eiweißsezernierenden Perioden verhält. Diese Versuche waren deswegen von Interesse, weil es sich nicht um schwer zu konstatierende, absolute Werte, sondern nur um relative Größen in der Kochsalzausscheidung in kurzen Zeitintervallen handelte.

Die Versuche wurden auf zweierlei Weise ausgeführt:

a) Prüfung der Kochsalzausscheidung in kurzen Zeitintervallen nach Zufuhr von NaCl,

b) im Kochsalzgleichgewicht im Hungerzustande.

Eine Kochsalzzufuhr per os führte fast in allen Fällen zu einer raschen Kochsalzausscheidung im Harne und machte sich 15 bis 20 Minuten nach der Kochsalzzufuhr bemerkbar.

		Harnmenge	NaCl
9^h 50′	1 g NaCl		11,70*)
10^h 07′		12,0	16,38
10^h 21		14,0	16,96
10^h	1 g NaCl		9,36
10^h 10′		10,0	9,36
10^h 20′		9,0	12,87
10^h 30′		10,0	11,70
10^h 40′	hochgelagert	15,0	11,70
10^h 50	„	15,0	11,70
10^h			4,61
10^h 10′	1 g NaCl	4,0	4,19
10^h 20′		1,5	5,85
10^h 35′	gestanden, Albuminurie + ++	1,0	9,94
10^h	Albuminurie 00		6,78
10^h 10′	1 g NaCl		
10^h 30′			10,53
10^h 10′	1 g NaCl	10,0	9,36
10^h 20′		9,0	12,87
10^h 30′		10,0	11,70
10^h 40′		10,0	11,70
10^h	1 g NaCl Albuminurie 00	—	3,74

		Harnmenge	NaCl
10^h 15′	auf, Albuminurie + +	—	15,0
10^h	1 g NaCl		9,36
10^h 10′		10,0	9,36
10^h 20′		9,0	12,87
10^h 30′		10,0	11,70
10^h 40′		10,0	11,70
10^h			6,78
10^h 10′	1 g NaCl		
10^h 30′			10,63
10^h			4,68
10^h 10′	1 g NaCl	4,0	4,19
10^h 20′		1,5	5,85
10^h 35′	gestanden, Albuminurie + +	1,0	9,94
10^h			10,41
10^h 10′	1 g NaCl		10,06
10^h 20′		6,0	11,93
10^h 30′		6,0	12,63
10^h 45′		13,0	11,93
11^h		10,0	11,82
11^h 30′			9,13

In einer zweiten Reihe wurden die Versuche in der Weise ausgeführt, daß der Kochsalzgehalt des Harns im Hungerzustande des Individuums in einzelnen, zeitlich rasch aufeinanderfolgenden Zeitintervallen geprüft wurde. In der Regel sieht man noch nach einem 15stündigen Fasten und Dursten in dem ersten Morgenharn eine reichlichere Menge von Kochsalz als Ausdruck der Kochsalzzufuhr vom Tage vorher, worauf sich die Kochsalzmenge in einer relativ gleichmäßig abfallenden Kurve erhält. Dieses Verhalten zeigen auch die orthostatischen Individuen im eiweißfreien Harn fast regelmäßig. Tritt dagegen bei einem orthostatischen Individuum eine rasch einsetzende Albuminurie auf, wie dies etwa beim aufrechten Stehen, Knien usw. zu beobachten ist, so kommt es nicht selten zu einer Kochsalzretention in den eiweißhaltigen Harnportionen. Die Retention ist entweder sofort im Beginne der Albuminurie schon nach 3 bis 5 Minuten zu sehen, häufig aber tritt sie erst im Laufe der nächsten 5 bis 10 Minuten, also 10 bis 15 Minuten nach dem Einsetzen der Albuminurie, auf. In der Regel geht die Kochsalzretention wieder rasch zurück, d. h. das Kochsalz wird wieder in der normalen Menge oder gar darüber ausgeschieden, trotzdem die Albuminurie noch unvermindert oder in geringerem Maße anhält. Die Kochsalzretention kann aber auch, und dies sind meist Fälle, die im Beginne eine wesentlich stärkere Albuminurie gezeigt

*) Die Zahlen geben die Menge des NaCl in Milligramm in 5 ccm Harnmenge an.

haben, durch längere Zeit (1 bis 1½ Stunden) andauern, wobei die Albuminurie noch in einem stärkeren Maße anhält oder aber rasch absinkend nur geringe Werte zeigen kann. Die Kochsalzretention ist sowohl eine relative, weil zumeist gleichzeitig eine verminderte Diurese zu beobachten ist, als auch in der Regel eine absolute, d. h. die einzelnen nachfolgenden Harnportionen enthalten auch absolut weniger NaCl als vorhergegangene Mengeneinheiten der vorhergegangenen Harnportionen.

Ebenso kann die nachfolgende vermehrte NaCl-Ausscheidung manchmal nicht bloß eine relative sein (vermehrte Diurese), sondern absolut höhere Werte in der Mengeneinheit des Harns erreichen.

Das verschiedene Verhalten in dem Verlauf und der Dauer der Kochsalzretention scheint bei demselben Individuum von dem raschen Einsetzen und der Stärke der Albuminurie abhängig zu sein, womit aber keineswegs gesagt sein soll, daß jede stärkere Albuminurie eine längere Kochsalzretention zur Folge haben muß, ebensowenig wie etwa jede durch längere Zeit andauernde, geringe Albuminurie keineswegs immer von einer anhaltenden Kochsalzretention begleitet ist.

VI.				Harnmenge	Kochsalz
10h					11,70
10h 05′		Albuminurie	00	4,0	11,70
10h 10′	Kompression	„	00	2,5	11,71
10h 15′	lordotisch gelegen	„	+#	2,5	10,53
10h 20′	auf	„	Sp.	1,5	10,53
10h 40′	gelegen	„	Sp.	1,5	11,70
10h 45		„	Sp.	1,5	11,70

VII.					
9h 30′		Albuminurie	00		11,70
9h 40′		„	00	10,0	11,46
9h 45′	Kompression	„	Sp.	5,0	3,06
9h 50′	hochgelagert	„	++	15,0	2,34

10h		Albuminurie	00		14,4
10h 5′	lordotisch gelegen	„	00	3,0	11,70
10h 12′	„ „	„	00	4,0	11,70
10h 17′	Kompression	„	00	2,5	11,11
10h 27′	lordotisch gelegen*)	„	+#	2,5	10,53

(Geringe Albuminurie: Verminderte Diurese + Kochsalzretention.)

10h 30′		Albuminurie	00		10,53
10h 45′	gekniet	„	+#	1,5	?
11h 05′	auf	„	+#	2,0	6,43
11h 20′	gelegen	„	+#	2,0	7,60

10h		Albuminurie	00		13,80
10h 10′		„	00		12,51
10h 15′	Kompression	„	½ Prom.	7,0	7,51
10h 25′	hochgelegen	„	¼ Prom.	12,0	12,51
10h 35′	„	„	++	12,0	11,11
10h 40′	gekniet	„	++	6,0	10,53

*) Beine abwärts.

				Harnmenge	Kochsalz
10^h		Albuminurie	00		12,87
$10^h\,10'$	gekniet	„	+#	3,0	10,53
$10^h\,25'$	auf	„	++	5,0	8,19
10^h		Albuminurie	00	7,0	11,82
$10^h\,10'$	gekniet	„	+#	4,0	7,31
$10^h\,25'$	auf	„	+#	8,0	6,19
$10^h\,35'$	„	„	++	8,0	9,94
10^h	gekniet	Albuminurie	5 Prom.	3,0	3,74
$10^h\,10'$	auf	„	++	5,0	11,70
$10^h\,15'$	„	„	Sp.	14,0	16,38
$10^h\,20'$	Kompression	„	++	5,0	13,47
$10^h\,30'$	gelegen	„	Sp.	3,0	16,38
$10^h\,40$	„	„	Sp.	3,0	16,73
9^h		Albuminurie	00		17,0
$9^h\,10'$		„	00	6,0	17,0
	1' Kompression				
$9^h\,25'$		„	+#	10,0	17,0
$9^h\,35'$		„	+#	2,0	14,4
$9^h\,45'$		„	+#	5,0	13,5
$10^h\,05'$		„	+#	8,0	13,6
$10^h\,15'$		„	+#	10,0	11,6
$10^h\,30'$		„	+#	10,0	9,6
11^h		„	++		6,4
2^h		„	++		
4^h		„	+0		
7^h		„	00		

Im Sediment von $9^h\,25'$ bis $10^h\,15'$ granulierte und Epithelzylinder.
Im Sediment von 2^h hyaline Zylinder.

$9^h\,10'$		Albuminurie	00	18,6
$9^h\,20'$		„	00	12,0
	30' Kompression			
$9^h\,32'$	hochgelegen	„	Sp. #	10,0
$9^h\,45'$		„	0 #	4,0
$9^h\,55'$		„	+#	4,0
$10^h\,10'$		„	+#	6,0
$10^h\,45'$		„	+ Sp.	10.0
11^h		„	00	20,0

Ein wichtiger Befund war in jenen Fällen zu erheben, in denen eine länger andauernde Kochsalzretention zu beobachten war. Untersucht man in solchen Fällen die einzelnen Harnportionen auf das Vorhandensein von morphologischen Elementen, so zeigt es sich, daß es gerade in jenen Fällen, und zwar in der Regel erst in späteren Zeitperioden, zur Ausscheidung von Zylindern kommen kann, in denen eine protrahierte NaCl-Retention stattgefunden hat. Es wurde bereits früher erwähnt, daß sich in positiven Fällen eventuelle Zylinder bei der orthostatischen Albuminurie meist nicht in den ersten eiweißhaltigen Harnportionen, sondern erst nach einiger Zeit, d. h. in später sezernierten Harnportionen, nachweisen lassen, wobei man manchmal den Eindruck hat, als ob die Zylinder durch die vermehrte Diurese ausgeschwemmt würden. Die Ausscheidung der Zylinder scheint demnach mit einer länger andauernden Kochsalzretention einherzugehen, während dagegen auch länger andauernde Albuminurien ohne protrahierte Kochsalzretention zu keiner Zylindrurie führen. Wir sehen ferner gleichzeitig mit der Kochsalzretention und Zylindrurie fast ausnahmslos eine länger andauernde Verminderung der Harnmenge einhergehen, so daß das Trias der Symptome, nämlich die Oligurie, Zylindrurie und Kochsalzretention, öfter miteinander verbunden einhergeht und diesbezüglich an akute nephritische Prozesse erinnert.

Eine Erklärung für diese Befunde ist wohl nur schwer zu geben. Man könnte sich aber vorstellen, daß es in solchen Fällen durch die Zirkulationsstörungen vielleicht zu einer Kochsalzretention in den Nieren und einem konsekutiven Ödem in derselben (verminderte Harnmenge) oder umgekehrt in erster Linie zu einem Ödem und dann zu einer sekundären Kochsalzretention in den Nieren kommt, und daß dieses Ödem einerseits die Oligurie und Kochsalzretention, andererseits die Bildung und Ausscheidung von Zylindern verursacht. Dafür spräche auch das rasche Verschwinden der Zylinder nach einer Albuminurie, nachdem eine Polyurie einsetzt und die Kochsalzretention zurückgegangen ist.

Ob während einer Albuminurie tatsächlich eine Kochsalzretention in den Nieren erfolgen kann, ist bisher nicht untersucht worden. Der Kochsalzgehalt der einzelnen Organe variiert scheinbar nach der Kochsalzaufnahme, er scheint dagegen vom Kochsalzgehalt des Blutes relativ unabhängig zu sein, denn die Niere hat einen wesentlich höheren Kochsalzgehalt als das Blut oder andere Organe desselben Organismus.

Ich habe zur Klärung dieser wichtigen Frage eine Reihe von Untersuchungen an Kaninchen vorgenommen; die Resultate sind zum Teil noch ausständig, zum Teil aber haben sie ein scheinbar wichtiges Resultat ergeben.

Wenn man bei einem Kaninchen durch Abklemmen der Nierenvene durch 2 bis 3 Minuten eine starke Stauung in einer Niere hervorruft, wenn diese Stauung nach Lüftung der Klemme nach einiger Zeit wieder bis nahezu zur Norm zurückkehrt und man dann das normale Organ und das gestaute Organ einer chemischen Untersuchung in bezug auf den Kochsalzgehalt unterwirft, so zeigen sich unter Umständen wesentliche Unterschiede zugunsten der gestauten Niere. Ihr Kochsalzgehalt ist größer, und zwar in höherem Maße, als es etwa der geringen Vermehrung des Blutes entsprechen würde*). Die histologische Untersuchung solcher Nieren zeigt eine Quellung und Verbreiterung der Zellen, eine Quellung der Kerne und der Epithelien der Tubuli, die als Zeichen eines Ödems dieser Zellen aufgefaßt werden könnten (Magnus).

Ich bin selbstverständlich keineswegs geneigt, schon aus diesen spärlichen Befunden Schlüsse zu ziehen, um so mehr, als ich aus weiteren

*) Normale Niere . . . . Gewicht 3,4094 g, NaCl 0,008778, pro g 0,000258.
Nicht dec. gestaute Niere „ 3,2178 „ „ 0,012870, „ „ 0,000420.

Untersuchungen noch eine Bestätigung und Klärung dieser interessanten Frage erwarte, wollte aber diese Beobachtung nur als einfache Tatsache hinstellen.

6. Die Funktionsstörungen in den Nieren bei der Albuminurie gesunder Individuen.

In diesem Abschnitt meiner Arbeit komme ich auf jene Albuminurien und Funktionsstörungen der Nieren zu sprechen, die bei normalen Individuen durch mechanische Momente erzielt werden können. Diese Untersuchungen sollen vor allem den Beweis liefern, daß die Albuminurie in diesen Fällen im Wesen der orthostatischen Albuminurie vollständig gleichgestellt werden muß, und damit beweisen sollen, daß mechanische Momente tatsächlich imstande sind, nicht bloß vorübergehende Albuminurien im Sinne der orthostatischen Albuminurie zu

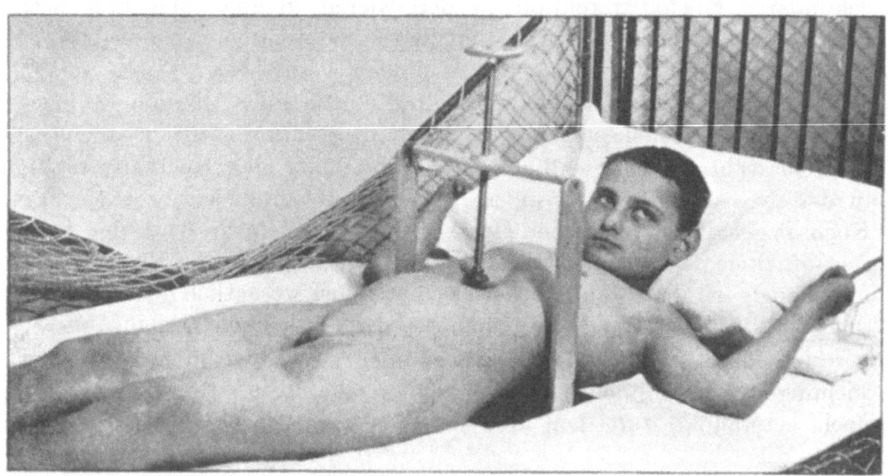

Abb. 27.

erzeugen, sondern auch die Nierenfunktion in ganz ähnlicher Weise zu beeinflussen, wie wir es bei der orthostatischen Albuminurie gesehen haben.

Die Albuminurie läßt sich, wie ich bereits erwähnt habe, bei normalen Individuen durch Imitation der Lordose orthostatischer Individuen erzielen. Denselben Effekt erreicht man durch einen Druck auf die Wirbelsäule, der unter dem Brustbein durch die Bauchdecken geübt wird. Derselbe ist leicht auszuführen, wenn man die Bauchdecken durch entsprechende Lagerung des Patienten möglichst entspannt. Der Druck kann ein leichter sein, muß aber gleichmäßig und auf einen Punkt gerichtet werden. Am besten geht man in der Weise vor, daß man der pulsierenden Aorta nach rechts ausweicht und den rechten Wirbelsäulenrand unter dem vierten Finger der rechten Hand fühlt, während man mit dem Mittelfinger den Druck ausübt. Die Kompression braucht bloß 1 bis 3 Minuten zu dauern, die Atmung soll dabei eine möglichst freie sein, und sie ist in der Regel auch bloß beim ersten Versuch infolge psychischer Momente leicht behindert. Ich habe mir für diese Versuche eine Pelotte konstruiert, deren Druckwirkung durch ein enges Gewinde langsam und vorsichtig angewandt werden kann. Dabei ist es (ebenso wie bei der Kompression mit den Fingern) zu vermeiden, daß die Pelotte seitlich von der Wirbelsäule, etwa durch Lageveränderungen des Patienten oder Verschieben der Pelotte, seitlich abrutscht und der Druck bloß die seitlich der Wirbelsäule gelegenen Weichteile trifft. Bei entsprechend angewendetem Druck sieht man eine leichte Stauung der oberflächlichen Bauch- und Schenkelvenen. Manchmal, bei länger dauerndem Druck, kommt es geradezu zur Bildung einer sichtbaren rechtsseitigen Kollateralbildung am Abdomen (Abb. 27).

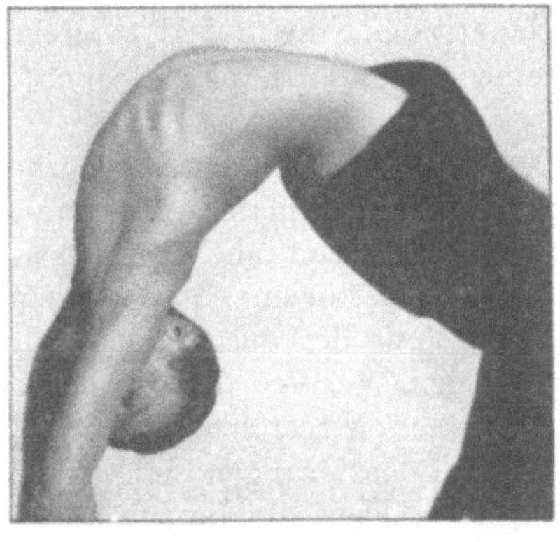

Abb. 28.

Endlich hatte ich Gelegenheit, Albuminurien bei einzelnen normalen Individuen zu beobachten, die die körperliche Fähigkeit und Geschicklichkeit besaßen, ihre Wirbelsäule in der Weise extrem zu lordosieren, daß sie nach rückwärts gebeugt auf den Händen und Füßen zu stehen kamen („Bogen“) (Abb. 28).

a) Die Albuminurie.

Die Albuminurie tritt auf Lordosieren und Kompression sehr rasch auf, um dann rasch wieder zu verschwinden. — Der Eiweißgehalt ist in der Regel ein hoher und kann manchmal ganz ähnlich wie bei der orthostatischen Albuminurie in den nächstfolgenden Minuten noch zunehmen. Anderseits fällt aber das außerordentlich rasche Absinken der Albuminurie auf. Ich habe sehr starke Albuminurien schon nach 5 bis 10 Minuten volländig schwinden gesehen, obwohl die Kinder keine horizontale Körperlage eingenommen haben. Die Albuminurie ist stets mit der Ausscheidung der essigsäurehaltigen Körper verbunden. Derselbe ist genau wie bei der orthostatischen Albuminurie auch noch einige Zeit nach dem Abklingen der Albuminurie zu beobachten. Kommt es aber zu einer hochgradigen Albuminurie, so fällt unter Umständen eine weitere interessante Beobachtung auf. Auf der Höhe der intensiven Albuminurie sehen wir ausschließlich Serumalbumin im Harn auftreten, während der essigsäurefällbare Körper vollständig fehlt. Schon kurze Zeit darauf, meist nach 3 bis 5 Minuten, ist aber der essigsäurefällbare Körper nachweisbar und zugleich damit eine deutliche Verminderung der Albuminurie zu beobachten, worauf dann in der Regel die Ausscheidung des Serumalbumins meist unter Zunahme des essigsäurefällbaren Körpers weiter zurückgeht. Die hochgradigen Albuminurien durch extreme Lordose und Kompression verhalten sich demnach in ihrer chemischen Beschaffenheit im Beginne der Albuminurie mitunter wie eine nephritische Albuminurie, um dann rasch die chemischen Eigentümlichkeiten der orthostatischen Albuminurie anzunehmen. Der zeitliche Verlauf dieser Albuminurien verhält sich demnach unter Umständen ähnlich wie die Albuminurie bei echten ausklingenden Nephritiden, die auf der Höhe ausschließlich Serumalbumine im späteren Stadium daneben auch den essigsäurefällbaren Körper nachweisen lassen.

Die beschriebenen hochgradigen Albuminurien, die unter dem Einfluß einer maximalen Wirkung eines mechanischen Einflusses (extreme Lordose, mechanische Kompression) durch eine vorübergehende schwerere Zirkulationsstörung entstehen, zeigen danach in bezug auf die chemische Eigenschaft der ausgeschiedenen Eiweißkörper, als auch auf den eigentümlichen Verlauf der Eiweißkomponenten eine große Ähnlichkeit mit einer akuten resp. abklingenden Nephritis und sie beweisen, daß durch Zirkulationsstörungen allein eine der entzündlichen Nierenveränderungen eigentümliche Albuminurie auch bei gesunden Nieren zustande kommen kann. Ganz dieselben Beobachtungen kann man auch bei orthostatischen Individuen machen, wenn man dieselben den gleichen eiweißprovozierenden Einflüssen aussetzt. — Daß die beschriebenen Befunde mit einer latenten Nephritis nichts zu tun haben, dafür bürgt die eingehendste Beobachtung der Kinder durch viele Monate.

Ein einmaliges Einsetzen eines mechanischen Momentes im Sinne einer maximalen Zirkulationsstörung vermag demnach bei normalen und orthostatischen Individuen eine kurzdauernde Albuminurie zu erzeugen, die sich in ihren chemischen Eigenschaften mit der Nephritis resp. einer abklingenden Nephritis deckt, während geringgradige Zirkulationsstörungen in bezug auf den Harnchemismus eine „orthostatische Albuminurie" zur Folge haben. Durch eine wiederholte Einwirkung mechanischer Ursachen ist man ferner imstande, auch bei normalen Individuen in ganz kurzen Zeitintervallen wiederholt Albuminurien zu erzielen.

Zu bemerken ist, daß, wie bereits erwähnt wurde, ganz ähnlich wie bei orthostatischen Kindern in einer korrigierten Haltung, auch bei normalen Kindern ein rasches Schwinden der Albuminurie in einer aufrechten Körperhaltung auftritt, indem eine selbst hochgradige Eiweißausscheidung nach 10 bis 15 Minuten abklingen kann. Dieses rasche Schwinden der Albuminurie tritt jedoch nur dann ein, wenn der mechanische Insult, resp. die Zirkulationsstörung durch kurze Zeit eingewirkt hat. Dieser Umstand beweist, daß sich die künstliche Albuminurie bei normalen Kindern in ihrem Wesen vollständig mit der spontanen Albuminurie der Orthostaten deckt. In den ersteren Fällen schwindet die künstliche Albuminurie spontan, weil in diesen Fällen eine pathologische Lordose spontan fehlt, in den letzteren Fällen dagegen muß die spontane Albuminurie erst durch das Beheben der pathologischen Lordose künstlich aufgehoben werden.

Die Albuminurie auf eine extreme Lordose kann, wie ich es bei dem „Bogen" gesehen habe, bereits nach 20 bis 30 Sekunden auftreten. — Es scheint dabei überhaupt weniger die Dauer als vielmehr das plötzliche Einsetzen des mechanischen Momentes von Bedeutung zu sein, wobei genau wie bei der orthostatischen Albuminurie in erster Linie eine fixierte Haltung notwendig ist. Es ist demnach das rasche Auftreten und der Verlauf der Albuminurie von dem raschen Einsetzen des Insultes und von der Dauer des ursächlichen Moments abhängig, während die Größe der Albuminurie hauptsächlich mit der Intensität des Insultes in Zusammenhang zu bringen ist. Dies gilt sowohl von der orthostatischen Albuminurie als auch von der Albuminurie gesunder Kinder. Dies erklärt uns auch die Beobachtung bei den orthostatischen Individuen, daß die Albuminurie nach dem Aufstehen am stärksten ist (wobei noch andere Momente eine wesentliche Rolle spielen können, vor allem das Ankleiden, bei dem, wie man sehen kann, das Festmachen des Rockes bei Mädchen, das rückwärtige Befestigen der Hosenträger der Knaben regelmäßig eine starke Lordose provozieren) und daß die Albuminurie tagsüber im Laufen, Gehen, Treppensteigen usw. geringer ist oder fehlt, weil die Wirbelsäule in fortwährender statischer Bewegung sich befindet, d. h. unter diesen Umständen ihre pathologische Form nicht andauernd erhält.

Andererseits aber kann ein durch lange Zeit einwirkender Insult, z. B. eine länger dauernde fixierte extreme Lordose unter Umständen zu einer konstanten, 24 bis 48 Stunden dauernden, sogar mit einer Zylindrurie verbundenen Albuminurie führen, wie ich es schon im Beginne meiner Beobachtungen gesehen habe. Zwei Knaben, die durch mehrere Wochen in Spitalsbeobachtung waren, machten auf eigene Faust die von mir vorgenommenen Lordoseversuche als „Turnübung" in der Weise nach, daß sie den Oberkörper im Knien über ein niederes Gestell extrem nach rückwärts überbeugt hielten und in dieser Stellung durch längere Zeit verblieben. Bei beiden trat eine Albuminurie und Zylindrurie auf, die trotz Bettruhe durch 24 resp. 48 Stunden anhielt, dann aber definitiv verschwand. Der eine Knabe war ein normales Individuum, der andere ein typischer Orthotiker. — Bei keinem der beiden Knaben wurden weder vorher noch nachher irgendwelche Erscheinungen von Nephritis beobachtet. Diese Fälle erinnerten mich an die Beobachtung, die ich kurz vorher gleichfalls auf der Klinik Escherich gelegentlich des Jubiläums-Kinderfestzuges in Schönbrunn gemacht habe. Es wurde ein 12 jähriges Mädchen mit Erbrechen hereingebracht. Das Kind war an diesem Tage durch mehrere Stunden gestanden und ist anschließend daran plötzlich an Ohnmacht und Erbrechen erkrankt. Im Harn fand sich reichlich Eiweiß sowie Zylinder und rote Blutkörperchen. Diese Erscheinungen, die fieberlos verliefen, gingen auffallend rasch schon nach ca. 48^h zurück, ohne irgendwelche Begleit- und Folgeerscheinungen zu zeigen. Nach der Heilung des akuten Anfalles war bei dem Kinde eine typische orthostatische Albuminurie und eine starke Lordose, hingegen keinerlei nephritische Erscheinungen nachzuweisen. Diese

Beobachtung würde etwa den Befunden Fischls an lordotischen Kaninchen entsprechen, bei denen er nach einiger Zeit die Anzeichen einer Nephritis konstatieren konnte.

b) Die Wasserausscheidung.

In gleicher Weise wie bei den orthostatischen Individuen habe ich die Wasserausscheidung auch bei den gesunden Kindern im normalen Zustand und während einer Eiweißausscheidung geprüft. Ich kam dabei zu ganz ähnlichen Resultaten, indem ich feststellen konnte, daß auf eine Wasserzufuhr auch bei gesunden Individuen in einer horizontalen Körperlage und insbesondere in der beschriebenen Hochlagerung in den meisten Fällen eine starke Diurese auftritt, die in 20 bis 30 Minuten nach der Flüssigkeitsaufnahme beginnt, nach zirka 40 Minuten ihren Höhepunkt erreicht und etwa 1 bis $1^1/_2$ Stunden andauert. In einer aufrechten Körperstellung ist hingegen auch bei normalen Kindern eine Diurese nicht immer und auch dann in der Regel nur in geringerem Maße zu beobachten. Wir sehen demnach, daß die Diurese nach einer Flüssigkeitsabnahme auch bei normalen Individuen und normaler Nierenfunktion durch das einfache statische Moment in gleicher Weise wie bei einem orthostatischen Individuum beeinflußt werden kann.

Wenn sich diese Beobachtung in allgemeinerem Sinne bestätigen sollte, so könnten wir daraus schließen, daß die Fähigkeit der Niere, bei einer gesteigerten Wasserzufuhr eine wesentlich gesteigerte Arbeit zu leisten, in einer aufrechten Körperstellung eine geringere ist wie in einer horizontalen Körperlage. Ferner habe ich auch bei normalen Kindern die Beobachtung machen können, daß eine vor dem Beginne der Diurese einsetzende kurzdauernde Albuminurie die Diurese nicht vollständig aufzuheben vermag, sondern daß dieselbe mitunter nur eine Verzögerung oder Verminderung erleidet. Ebenso wird in den meisten Fällen durch eine, während einer Diurese einsetzende Albuminurie die erstere in ihrem weiteren Verlauf nicht vollständig aufgehoben. Nur rasch einsetzende extreme Albuminurien scheinen eine bereits in Erscheinung getretene Polyurie plötzlich und andauernd, oder zumindest für einige Zeit, unterbrechen zu können, obwohl die Albuminurie selbst einen raschen Rückgang zeigt.

$9^h 35'$	240 W (auf)		$9^h 15'$	250 W. (zu Bett)	Diurese
$10^h 05'$		25,0	$9^h 40'$		20,0
$10^h 15'$		8,0	$9^h 50'$		30,0
$10^h 25'$		8,0	$10^h 05'$		40,0
$10^h 45'$		10,0	$10^h 20'$		80,0
$11^h 05$		10,0	$10^h 35'$		40,0
$11^h 15'$		7,0	$10^h 45'$		10,0
$11^h 30'$		10,0			
$11^h 45'$		6,0	$9^h 10'$	240 W. (hochgelagert)	
12^h		10,0	$9^h 35'$	"	12,0
			$9^h 50'$	"	25,0

$10^h\,05'$	(hochgelagert)	27,0
$10^h\,17'$	„	75,0
$10^h\,27'$	„	48,0
$10^h\,37'$	„	47,0
$10^h\,47'$	„	47,0

Beginn der Diurese 40′
Maxim. „ „ 60′
Dauer „ „ 90′
Menge 270

$9^h\,25'$	240 W (auf)	Diurese
$10^h\,05'$	„	8,0
$10^h\,15'$	„	8,0
$10^h\,30'$	(auf)	12,0
11^h	„	30,0
$11^h\,30'$	„	20,0

$9^h\,30'$	240 W (flach gelegen)	
$9^h\,40'$	„ „	10,0
$9^h\,50'$	„ „	10,0
10^h	„ „	10,0
$10^h\,10'$	„ „	15,0
$10^h\,20'$	„ „	13,0
$10^h\,30'$	„ „	15,0
$10^h\,40'$	(hochgelagert)	17,0
$10^h\,50'$	„	26,0 (1010)

$9^h\,25'$	240 W. (auf)	Diurese		
$9^h\,45'$		10,0		Albuminurie 00
$9^h\,55'$		11,0		
$10^h\,05'$		20,0		
$10^h\,20'$		32,0	(1004)	
	Bogen			Albuminurie ++
$10^h\,32'$		7,0		
$10^h\,42'$		5,0		
$10^h\,52'$		8,0		Albuminurie Sp.
11^h		3,0		„ Sp.

$9^h\,10'$	240 W. (zu Bett)			Albuminurie 00
$9^h\,25'$		8,0		„ 00
$9^h\,35'$	Kompression 1 g Kochsalz	12,0		„ ++
$9^h\,50'$	(hochgelagert)	25,0		Albuminurie ++
$10^h\,05'$		27,0		„ +0
$10^h\,17'$		75,0	(1002)	„ 0
$10^h\,27'$		48,0	(1004)	„ 0
$10^h\,37'$		45,0		
$10^h\,47'$		45,0		
$11^h\,15'$		62,0		
$11^h\,30'$		30,0		
$11^h\,45'$		23,0		

Beginn der Diurese 40′
Maxim. „ „ 60′
Dauer „ „ 120′

$9^h\,10'$	240 g W. (zu Bett)			Albuminurie 00
bis $9^h\,35'$	Kompression			
$9^h\,35'$	(gelegen)	12,0		Albuminurie ++
$9^h\,50'$	„	25,0		„ ++
$10^h\,05'$	„	27,0		„ +0
$10^h\,17'$	„	75,0	(1002)	„ 00
$10^h\,27'$	„	48,0	(1004)	„ 00
$10^h\,37'$	„	48,0		„ 00

Beginn der Diurese 40′
Maxim. „ „ 60′
Dauer „ „ 90′
Menge 238.

c) Die Kochsalzausscheidung.

Die Versuche wurden in gleicher Weise wie bei den orthostatischen Individuen vorgenommen. Mit dem Einsetzen der Albuminurie trat häufig zugleich oder kurz danach eine Kochsalzretention auf, die in den meisten Fällen nur ganz kurze Zeit anhielt und in der Regel mit einer Verminderung der Harnmenge verbunden war. Blieb hingegen die NaCl-Retention durch längere Zeit bestehen, (womit ganz ähnlich wie bei den orthostatischen Individuen eine verminderte Diurese verbunden war) so konnte es unter Umständen auch bei den normalen Individuen in den späteren Harnportionen zu einer Ausscheidung von hyalinen und granulierten Zylindern kommen, die in der Regel rasch wieder verschwanden. Eine eigentümliche Beobachtung machte ich in einzelnen Fällen, in denen eine sehr kurze (20 bis 30 Sekunden) andauernde extreme Lordose (Bogen) die Ursache der Albuminurie war. Es konnte in solchen Fällen die Kochsalzretention der Albuminurie vorausgehen, d. h. es war in der sofort nach dem Lordosieren entleerten Harnportion eine deutliche Kochsalzretention nachzuweisen, während sich das Eiweiß erst in der nächsten Harnportion zeigte. Ich konnte sogar Fälle beobachten, in denen auf einen leichten Insult (Kompression, Knien) zwar keine Albuminurie, dagegen eine kurz andauernde Kochsalzretention nachzuweisen war.

Es scheint demnach, daß die Kochsalzretention der Albuminurie vorausgehen kann, und daß sie unter Umständen sogar ohne Albuminurie in Erscheinung zu treten vermag. In anderen Fällen ist die Kochsalzretention im Beginne der Albuminurie geringer als in dem nächsten Zeitintervalle, ohne daß die Albuminurie eine deutliche Vermehrung zeigen müßte. Wir haben aber gesehen, daß die Albuminurie nach dem Insult in manchen Fällen noch einige Zeit anzusteigen pflegt, so daß sich die durch kurze Zeit ansteigende Kochsalzretention im allgemeinen mit dem Verlaufe der Albuminurie decken würde.

				Harnmenge	Kochsalz
9^h 15′		Albuminurie	00		15,40
		2 g Kochsalz			
9^h 35′		Albuminurie	00	15,0	16,14
II.					
10^h		Albuminurie	00		10,41
10^h 10′		„	00		10,06
		1 g Kochsalz			
10^h 20′				6,0	11,93
10^h 30′				6,0	12,63
10^h 45′				10,0	11,93
11^h				10,0	11,82
11^h 30′					9,83
10^h		Albuminurie	00		9,83
		1 g Kochsalz			
10^h 20′		Albuminurie	00		14,74
10^h 30′	Kompression	„	+Sp.	6,0	11,11
10^h 40′	auf	„	Sp.	8,0	12,87
10^h 50′	hochgelagert	„	00	12,0	13,10
11^h 05	„	„	00	9,0	13,33

				Harnmenge	Kochsalz
10^h		Albuminurie	00		8,43
	1 g Kochsalz				
10^h 15′	auf	Albuminurie	00	15,0	10,65
10^h 18′	lordot. gest.	„	Sp.	2,0	5,85
10^h 28′	auf	„	++	3,0	12,66
10^h 38′	„	„	++	12,0	12,93
10^h		Albuminurie	00		12,28
10^h 10′	Kompression	„	++	10,0	12,98
10^h 10′	gelegen	„	+Sp.	10,0	8,89
10^h 20′	„	„	Sp.	10,0	8,43
10^h 30′	„	„	Sp.	10,0	8,19
9^h 45′		Albuminurie	00		16,87
10^h		„	00	10,0	.16,67
10^h 15′		„	00	12,0	15,97
	Kompression 9^h 20′ bis 9^h 35′				
10^h 30′		Albuminurie	++	10,0	12,54
10^h 45′		„	++	10,0	11,68
11^h		„	Sp.	10,0	17,64
9^h 35′		Albuminurie	00		16,38
	Kompression 9^h 50′ bis 10^h				
10^h 05′		Albuminurie	++	25,0	16,38
10^h 15′		„	Sp.	8,0	14,04
10^h 25′		„	Sp.	8,0	14,62
3^h		Albuminurie	00		15,21
	Kompression 3′				
3^h 10′		Albuminurie	++	9,0	10,53
3^h 20′		„	++	6,0	14,04
3^h		Albuminurie	00		11,28
	Kompression 5′				
3^h 10′		Albuminurie	++		8,19
3^h	auf	Albuminurie	00		12,36
3^h 05′	Bogen	„	3 Prom.	·2,0	9,59
3^h 10′	auf	„	+‡	2,0	10,06
3^h 10′	auf	„	$^1/_4$ Prom.	15,0	5,15
3^h 45′	im Sediment granulierte Zylinder.				
3^h	auf	Albuminurie	00		7,02
3^h 02′	Bogen	„	00	4,0	6,75
3^h 15′	auf	„	+#	6,0	9,83
3^h 27′	auf	„	00	15,0	8,89
3^h 47′	auf	„	00	20,0	8,89
	1 g NaCl.				
10^h 25′	auf	Albuminurie	00		10,65
10^h 28′	Bogen	„	++	2,0	5,85
10^h 38′	auf	„	+#	3,0	12,16
10^h 48′	auf	„	+#	12,0	11,93
10^h 15′	auf	Albuminurie	00		11,46
10^h 16′	Bogen				
10^h 25′		„	++		9,83
10^h 35′		„	+#		7,95
10^h 45′		„	+Sp.		11,58
11^h		„	Sp.		11,58

			Harnmenge	Kochsalz
10h 00′		Albuminurie 00		19,89
	Kompression 5′			
10h 10′		„ Sp.	3,0	14,28
10h 20′		„ Sp.	5,0	15,21
10h 15′		Albuminurie 00		11,46
10h 20′	Bogen			
10h 25′		„ ++		9,53
10h 35′		„ ++		7,95
10h 40′		„ + Sp.		11,58
11h 05′		„ + Sp.		11,58
9h	auf			13,80
9h 10′	gelegen	Albuminurie 00	10,0	12,51
9h 20′	Kompression	„ 1/2 Prom.	7,0	12,51
9h 30′	hochgelegen	„ 1/4 Prom.	12,0	7,37
9h 40′	„	„ Sp.	12,0	11,11
9h 45′	gekniet	„ ++	6,0	10,53
10h	auf	„ Sp.	12,0	10,06
10h 10′	„	„ 0	6,0	14,04

7. Die Funktionsstörungen in der Niere bei der Nephritis.

a) Die Albuminurie.

Vor allem sei die auffallende Tatsache erwähnt, daß mechanische Momente, wie Lordose, Kompression bei der subakuten und chronischen Form der Nephritis (im Vergleich zu jenen Wirkungen, die sie bei normalen und orthostatischen Individuen auszulösen vermögen) von einem ganz auffallend geringen Einfluß auf die Größe der Albuminurie sind. Während, wie wir gesehen haben, bei normalen und orthostatischen Individuen auf die erwähnten Insulte fast regelmäßig hochgradige Albuminurien aufzutreten pflegen, sehen wir bei nephritischen Kindern durch dieselben mechanischen Momente die bestehende nephritische Albuminurie nur in geringem Grade ansteigen; niemals konnte ich bei einer mit einer stärkeren Albuminurie einhergehende Nephritis eine wesentliche Vermehrung der Albuminurie beobachten. Diese Differenz läßt unbedingt auf einen Einfluß lokaler Ursachen in den Nieren schließen, da die Allgemeinbedingungen bei den Nephritikern und den anderen Patienten immer dieselben waren. Über die Schwankungen der Albuminurie in den Frühportionen des Harnes habe ich bereits Erwähnung getan und werde auf dieselben noch bei dem Einfluß der Körperbewegung zu sprechen kommen.

		Albuminurie Prom.	Diurese
9h	zu Bett	A 1/4	
9h 10′	Kompression	1/2	5,0
9h 20′	zu Bett	1/4	8,0
9h	auf	1/4	
9h 10′	gekniet	1/2	5,0
9h 20′	auf	1/4	8,0

		Albuminurie Prom.	Diurese
9h 10′	zu Bett	1/2	
9h 20′	Kompression	1	5,0
9h 40′	zu Bett	1/2	10,0
10h 05′	zu Bett	1	
10h 20′	Kompression	1 1/2	8,0
10h 40′	zu Bett	1	10,0
10h 50′	lordot. gelegen	1	8,0
11h 05′	gekniet	1	10,0

b) Die Wasserausscheidung.

In bezug auf die Wasserausscheidung verhielten sich die zur Untersuchung herangezogenen Nephritiker genau so wie die orthostatischen und normalen Individuen. Auf Wasserzufuhr trat in einer horizontalen Lage und bei Hochlagerung in den meisten Fällen schon nach 30—40 Minuten eine starke Diurese auf, während in einer aufrechten Körperstellung nur selten und dann immer eine geringere Diurese zu beobachten war. Bemerkenswert erscheint der Umstand, daß sich auf der Höhe der Diurese zwar eine der vermehrten Harnmenge entsprechende vorübergehende Verminderung der vorher bestandenen Albuminurie einstellte, daß aber ein vollständiges Verschwinden der Albuminurie, wie dies bei normalen und orthostatischen Individuen die Regel ist, nicht zu beobachten war. So verschwanden z. B. bei letzteren selbst hochgradige Albuminurien (3 bis 5 Prom.) auf der Höhe der Polyurie in der Regel prompt, während bei Nephritikern geringe Albuminurien ($^1/_4$ bis $^1/_2$ Prom.) auch auf der Höhe einer sehr stark gesteigerten Diurese noch in deutlichen Spuren nachweisbar blieben.

Die gesteigerte Diurese wurde durch eine Einwirkung des Insultes nicht wesentlich beeinflußt und es verhielten sich die Nephritiker in dieser Hinsicht ähnlich den normalen und orthostatischen Individuen. Hingegen scheint manchmal eine gleichzeitige Zufuhr von Flüssigkeit und Kochsalz gemeinsam mit dem Insult imstande zu sein, die Diurese zu verhindern.

		Diurese
9^h	(auf) 240 g Wasser	
$9^h\,10'$	„	30,0
$9^h\,20'$	„	15,0
$9^h\,40'$	„	10,0

		Diurese
$9^h\,15'$	(auf) 240 g Wasser	
$9^h\,45'$	„	12,0
10^h	„	19,0
$10^h\,15'$	„	9,0
$10^h\,30'$	„	12,0
$10^h\,45'$	„	15,0

		Diurese
$9^h\,25'$	(auf) 240 g Wasser	
$10^h\,05'$	„	8,0
$10^h\,25'$	„	8,0
$10^h\,45'$	„	10,0
11^h	„	8,0
$11^h\,15'$	„	8,0

		Albuminurie	Diurese
$9^h\,47'$	120 g Wasser	$^1/_2$ Prom.	
$9^h\,57'$	flachgelegen		10,0
$10^h\,07'$	„		7,0
$10^h\,17'$			12,0
$10^h\,27'$		Sp.	22,0
$10^h\,37'$		Sp.	48,0 (1002)
$10^h\,47'$		Sp.	27,0 (1002)
$10^h\,57'$		Sp.	25,0 (1004)
$11^h\,15'$		$^1/_4$ Prom.	17,0 (1013)

Beginn	der	Diurese	40′
Maxim.	„	„	50′
Dauer	„	„	70′
Menge	„	„	150

		Albuminurie	Diurese
$9^h\,15'$	240 g Wasser (hochgelagert)	$^1/_2$ Prom.	
$9^h\,40'$			20,0
$9^h\,50'$			30,0
$10^h\,05'$		Sp.	40,0
$10^h\,20'$		Sp.	80,0
$10^h\,35'$		$^1/_4$ Prom.	20,0
$10^h\,45'$			10,0
11^h		$^1/_2$ Prom.	6,0

Beginn	der	Diurese	35′
Maxim.	„	„	65′
Dauer	„	„	80′
Menge	„	„	200

		Albuminurie	Diurese
$9^h\,10'$	240 g Wasser (hochgelagert)	$^1/_4$ Prom.	
$9^h\,25'$			7,0
$9^h\,35'$			10,0
$9^h\,50'$		Sp.	57,0
$10^h\,05'$		Sp.	82,0 (1002)
$10^h\,17'$		Sp.	72,0 (1002)

		Albuminurie	Diurese
10^h 27'			11,0
10^h 37'			10,0
10^h 47'		1/4 Prom.	8,0

Beginn der Diurese 40'
Maxim. „ „ 55'
Dauer „ „ 70'
Menge „ „ 230

		Albuminurie	Diurese
9^h 30'	120 g Wasser	1/4 Prom.	
9^h 40'	flachgel.		8,0
9^h 50'	„		8,0
10^h	„		12,0
10^h 10'		Sp.	33,0 (1005)
10^h 20'		Sp.	22,0 (1005)
10^h 30'		Sp.	22,0 (1005)
10^h 40'	hochgel.	1/4 Prom.	16,0
11^h	„		32,0 (1008)

Beginn der Diurese 30'
Maxim. „ „ 40'
Menge „ „ 153

		Albuminurie	Diurese
10^h		1/2 Prom.	
10^h 20'	120 g Wasser		
10^h 30'	hochgel.		5,0
10^h 40'	„		7,0
10^h 50'			12,0
11^h			40,0
11^h 10'		Sp.	61,0 (1002)
11^h 20'		Sp.	47,0 (1003)
11^h 30'		Sp.	10.0

Beginn der Diurese 30'
Maxim. „ „ 40'
Dauer „ „ 60'
Menge „ „ 157

		Albuminurie	Diurese
9^h 40'	240 g Wasser (hochgel.)	1/2 Prom.	
10^h 05'			30,0
10^h 20'		Sp.	70,0
10^h 30'		Sp.	80,0
11^h		1/2 Prom.	30,0
11^h 30'		1/2 Prom.	25,0
11^h 45'		1/2 Prom.	10,0

Beginn der Diurese 20'
Maxim. „ „ 50'
Dauer „ „ 100'
Menge „ „ 240

		Albuminurie	Diursee
10^h 20'	120 g Wasser (hochgel.)	1/2 Prom.	
10^h 30'	„		5,0
10^h 40'	„		7,0
10^h 50'			12,0
11^h			40,0
11^h 10'		Sp.	60,0 (1003)
11^h 20'		Sp.	47,0 (1002)
11^h 30'		Sp.	10,0

		Diurese
10^h	120 g Wasser	
10^h 20'	hochgel.	30,0
10^h 40'	„	65,0
11^h	„	40,0
11^h 15'	„	25,0

		Albuminurie	Diurese
9^h 40'	240 g Wasser	1/2 Prom.	
10^h 05'	hochgel.		30,0
10^h 20'	„		70,0
10^h 30'	„	Sp.	80,0
	5 g Kochsalz		
11^h	hochgel.	1/2 Prom.	30,0
11^h 30'	auf	1/2 Prom.	25,0
11^h 45'	hochgel.		10,0

		Diurese
9^h 12^h	240 g Wasser	
9^h 30'		4,0
	Kompression	
9^h 50'		48,0
10^h 05'		75,0
10^h 20'		11,0

Beginn der Diurese 40'
Maxim. „ „ 45'
Dauer „ „ 60'
Menge „ „ 120

		Diurese
9^h 05' bis 9^h 20'	240 g Wasser Kompression	
9^h 22'		9,0
9^h 35'		20,0
9^h 45'		20,0
10^h		60,0
10^h 15'		20,0
10^h 30'		7,0

Beginn der Diurese 30'
Maxim. „ „ 55'
Dauer „ „ 75'
Menge „ „ 130

		Albuminurie	Diurese
9^h 40'	240 g Wasser	1/4 Prom.	
bis 9^h 20'	Kompression		
10^h 05'		1/2 Prom.	38,0
10^h 15'			60,0
10^h 30'			30,0
10^h 45'			14,0
11^h			10,0

Beginn der Diurese 25'
Maxim. „ „ 35'
Dauer „ „ 60'

		Diurese
9h 10′	240 g Wasser	
bis 9h 20′	Kompression	
9h 20′		8,0
9h 30′		45,0
9h 45′		110,0
10h		70,0
10h 15′		60,0
10h 30′		45,0
10h 45′		14,0

Beginn der Diurese 20′
Maxim. „ „ 35′
Dauer „ „ 60′

		Diurese
9h 35′	240 g Wasser	
9h 50′ bis 10h	Kompression	
10h 05′		38,0
10h 15′		72,0
10h 25′		92,0
10h 35′		80,0
10h 45′		10,0
11h		6,0
11h 15′		4,0

Beginn der Diurese 30′
Maxim. „ „ 50′
Dauer „ „ 75′

		Albuminurie	Diurese
9h 10′	240 g Wasser	1/4 Prom.	
9h 25′			7,0
9h 35′			10,0
	1 g Kochsalz		
9h 50′		Sp.	50,0 (1005)
10h 05′		Sp.	80,0 (1002)
10h 17′		Sp.	72,0 (1003)
10h 27′		1/4 Prom.	11,0
10h 37′		1/4 Prom.	10,0
10h 47′			8,0
11h 15′			15,0

		Diurese
9h 30′	240 g Wasser + 1 g Kochsalz + Kompression	
9h 40′		12,0
10h 15′		40,0
10h 30′		13,0
10h 45′		7,0
11h		6,0

		Diurese
9h 30′	240 g Wasser + 1 g Kochsalz	
9h 50′		5,0
10h 10′		5,0
10h 20′		3,0
10h 30′		5,0
10h 45′		5,0
11h		5,0
11h 15′		5,0

		Albuminurie	Diurese
9h 27′		1/2 Prom.	
	120 g Wasser		
9h 40′	flachgel.		8,0
9h 50′	„		8,0
10h			12,0
	1 g Kochsalz		
10h 10′		Sp.	33,0 (1005)
10h 20′		Sp.	22,0 (1005)
10h 30′		Sp.	22,0 (1005)
10h 40′	hochgel.		16,0
11h	„	1/4 Prom.	32,0 (1008)

		Albuminurie	Diurese
9h 25′	120 g Wasser		
9h 45′	gelegen		15,0
9h 55′	„		10,0
	1 g Kochsalz		
10h 05′	gelegen		30,0
10h 15′	„		40,0 (1004)
10h 35′	„	Sp.	35,0
10h 45′	„		22,0
10h 55′	„		12,0

		Albuminurie		Diurese
9h 27′	120 g Wasser		1/2 Prom.	
9h 40′	flachgelegen			8,0
9h 50′	„			7,0
10h	„			10,0
	1 gr Kochsalz			
10h 10′	flachgelegen	„	Sp.	33,0 (1005)
10h 20′	„	„	Sp.	22,0 (1005)
10h 30′	„	„	Sp.	22,0 (1005)
10h 40′	hochgelegen	„	Sp.	16,0
11h	„			32,0 (1008)
11h 30′	auf	„	1/4 Prom.	40,0 (1015)

$9^h\,18'$	270 g Wasser Kompression	Albuminurie	1 Prom.	Diurese
$9^h\,35'$		„	1 Prom.	10,0
	1 g Kochsalz			
$9^h\,50'$		„	$^1/_2$ Prom.	25,0
10^h		„	Sp.	63,0
$10^h\,15'$				70,0
$10^h\,30'$				35,0
$10^h\,45'$				15,0
11^h				10,0

$9^h\,05'$	270 g Wasser Kompression + 1 g Kochsalz	Diurese
$9^h\,20'$		10,0
$9^h\,30'$		8,0
$9^h\,40'$		15,0
$9^h\,45'$		12,0
10^h		20,0
$10^h\,15'$		10,0
$10^h\,30'$		8,0

$9^h\,10'$	240 g Wasser + 1 g Kochsalz	Diurese
bis $9^h27'$	Kompression	
$9^h\,30'$		11,0
$9^h\,40'$		12,0
$9^h\,50'$		15,0
$10^h\,05'$		30,0

	Diurese
$10^h\,20'$	110,0 ?
$10^h\,35'$	40,0
$10^h\,50'$	13,0
$11^h\,05'$	11,0

Beginn der Diurese 40′
Maxim. „ „ 70′
Dauer „ „ 75′
Menge „ „ 220 ?

$9^h\,12'$	240 g Wasser	Diurese
$9^h\,25'$	1 g Kochsalz	
$9^h\,30'$		4,0
	Kompression	
$9^h\,50'$		50,0
$10^h\,05'$		75,0
$10^h\,20'$		11,0

$9^h\,40'$	240 g Wasser Kompression	Albuminurie	$^1/_4$ Prom.	Diurese
$10^h\,05'$				38,0
	1 g Kochsalz			
$10^h\,15'$				60,0
$10^h\,30'$				30,0
$10^h\,45'$				11,0

$9^h\,05'$	270 g Wasser Kompression	Albuminurie	1 Prom.	Diurese
$9^h\,22'$		„	1 Prom.	10,0
	1 g Kochsalz			
$9^h\,35'$		„	$^1/_2$ Prom.	20,0
$9^h\,45'$		„	$^1/_2$ Prom.	26,0
10^h		„	Sp.	60,0
$10^h\,15'$				20,0
$10^h\,30'$				8,0

c) Die Kochsalzausscheidung.

Es erschien von besonderem Interesse, die Kochsalzausscheidung auch bei den Nephritikern zu beobachten. Auf Mehrzufuhr wurde oft eine prompte Mehrausscheidung beobachtet, die sich ähnlich wie bei normalen Individuen einstellte. Auch im Kochsalzgleichgewicht war der Einfluß der mechanischen Insulte ähnlich wie bei den früheren Beobachtungen nachzuweisen.

			Diurese	Kochsalz
10^h		Albuminurie ++		16,61
10^h 10′	1 g Kochsalz			
10^h 20′		„ ++		21,06
10^h 30′		„ ++		24,57
10^h 40′		„ ++		16,96
10^h 05′			30,0	10,53
10^h 30′	5 g Kochsalz			
11^h			30,0	8,77
11^h 30′			30,0	14,62
11^h 45′			10,0	15,21
10^h	auf	Albuminurie $^1/_4$ Prom.		15,21
10^h 05′	gekniet	„ $< {}^1/_2$ Prom.	5,0	11,22
10^h 10′	auf	„ $< {}^1/_2$ Prom.	3,0	11,22
10^h 25′	„	„ ++	5,0	13,33
10^h 40′	„	„ ++	6,0	13,80
10^h 55′	„	„ ++	5,0	12,63
9^h	auf	Albuminurie $^1/_4$ Prom.		15,21
9^h 05′	gekniet	„ $<$ 1 Prom.	5,0	11,22
9^h 10′	auf	„ $<$ 1 Prom.	3,0	11,22
9^h 25′	„		5,0	13,33
9^h 40′	„		6,0	13,80
9^h 55′	„		5,0	12,63
10^h	gekniet		2,0	—
10^h 15′	auf			13,74
10^h 10′				16,61
10^h	1 g Kochsalz			
10^h 20′	auf			20,86
10^h 30′	„			24,57
10^h 35′	gekniet			?
10^h 45′	auf			16,96
11^h	gelegen			15,79
11^h 15′	„			17,78

Während einer Polyurie wird die Kochsalzkonzentration in den einzelnen Harnportionen selbstverständlich eine sehr geringe sein, doch scheint manchmal bei der Hochlagerung, besonders im Beginn, eine relativ vermehrte NaCl-Ausscheidung stattzufinden.

9^h 10′	240 g Wasser	Diurese	Kochsalz
9^h 20′	hochgelagert	8,0	15,21
9^h 30′		45,0	4,44
9^h 45′		115,0	2,34
10^h		70,0	2,11
10^h 15′		60,0	3,27
10^h 30′		50,0	3,51

9^h 45′	120 g Wasser	Harnmenge	NaCl
9^h 50′		10,0	11,70
10^h 05′		7,0	12,87
10^h 15′		12,0	9,94
10^h 25′		22,0	9,94
10^h 35′		48,0	3,01
10^h 45′		27,0	4,09
11^h		25,0	7,02

10^h 20′	120 g Wasser	Harnmenge	NaCl
10^h 30′	hochgelegen	5,0	15,21
10^h 40′	„	7,0	15,21
10^h 50′	„	12,0	7,69
11^h	„	40,0	2,92
11^h 10′	hochgelegen	60,0	2,34
11^h 20′	„	45,0	2,34
11^h 30′	„	30,0	1,76
12^h	auf	32,0	7,69

9^h 15′	240 g Wasser		
9^h 40′		20,0	13,45
9^h 50′		30,0	5,85
10^h 05′		40,0	2,92
10^h 20′		80,0	1,78
10^h 35′		20,0	4,09
10^h 45′		10,0	11,70
11^h		10,0	11,70

	Harnmenge	NaCl		Harnmenge	NaCl
9^h 15′ 270 g Wasser			10^h	60,0	2,34
9^h 35′	10,0	14,31	10^h 15′	70,0	1,87
9^h 50′	25,0	6,78	10^h 30′	35,0	3,98

In mehreren Fällen wurde bei verschiedenen (gesunden orthotischen) Kindern neben den Kochsalzbestimmungen auch die Untersuchung der einzelnen Harnportionen auf die Harnstoffmenge vorgenommen, sowie das spezifische Gewicht der in der Regel nur geringen Harnmengen bestimmt.

Dabei zeigte sich vor allem, daß trotz der verminderten Diurese das spezifische Gewicht des knapp nach dem Einsetzen der Albuminurie ausgeschiedenen Harnes in der Regel geringer war als der letzten Harnportion vor der Albuminurie. Dementsprechend war auch sowohl die Harnstoff- als auch die Kochsalzmenge deutlich verringert.

		Spez. Gew.	Harnstoff	Chloride	Albuminurie
I.	5′ gekniet	1012	11,04	8,77	++
II.	15′ gelegen	1016,5	14,88	10,53	Sp.
I.	gekniet	1018	21,88	6,54	++
II.	20′ gelegen	1022	20,48	7,26	Sp.
I.	auf	1021	13,92	11,34	Sp.
II.	5′ gekniet	1011	7,0	7,14	1 Prom.
I.	auf	1023	17,28	12,99	0
II.	10′ Kompression	1016	10,56	7,60	++

Bei einer Hochlagerung ist, entsprechend der stark vermehrten Diurese, das spezifische Gewicht des Harnes in der Regel stark herabgesetzt und die Harnstoff- und Chloridmenge vermindert, in einzelnen Fällen fand sich jedoch eine vermehrte Kochsalzmenge vor, und zwar sowohl bei normalen als auch nephritischen Kindern und orthotischen Individuen.

		Spez. Gew.	Harnstoff	Chloride	Albuminurie
I.	Kompression	1021	16,32	8,07	++
II.	30′ hochgelagert	1015	12,96	4,21	0
I.	Kompression	1019	9,84	9,94	++
II.	20′ hochgelagert	1013	5,76	4,56	Sp.
I.	gekniet	1011	7,0	7,14	1 Prom.
II.	30′ hochgelagert	1010	5,16	5,85	Sp.
Normales Kind.					
I.	Kompression	1016	10,56	7,50	++
II.	30′ hochgelagert	1018	15,55	9,01	Sp.
Nephritis.					
I.	zu Bett	1023	19,92	12,63	
II.	30′ hochgelagert	1021	17,28	2,27	
R. A., Nephritis.					
I.	zu Bett	1022	17,12	12,05 *)	
II.	30′ hochgelagert	1016	13,12	6,08 **)	

*) Zahlreiche feingranulierte Zylinder.

**) Äußerst spärliche Zylinder.

	Spez. Gew.	Harnstoff	Chloride	Albuminurie
Nephritis.				
I. zu Bett	1024	21,12	8,34	3 Prom. *)
II. 30′ hochgelagert	1006 (Menge 110)	5,28	2,57	0,9 Prom.
III. 30′ hochgelagert	1007 (Menge 80)	5,37	30,4	0,6 Prom.**)
R. J., Nephritis.				
I. 10′ Kompression	1022	8,25	4,09	+ #
II. 30′ hochgelagert	1026	18,0	7,60	0,6 Prom.

8. Die Hochlagerung bei Nephritis.

Ich möchte die bereits beschriebene Hochlagerung noch bei der Nephritis etwas eingehender besprechen. Die Beobachtungen gehören insofern in den Rahmen dieser Arbeit als sie ein Beispiel dafür bringen, daß unter Umständen auch bei der Nephritis die Albuminurie durch physikalische Momente beeinflußt werden kann.

Ich habe bereits vor $2^1/_2$ Jahren die Beobachtung gemacht, daß bei orthostatischen Individuen die Albuminurie rascher verschwindet, wenn man ihnen die Beine in der früher angegebenen Weise erhöht, und hatte zu derselben Zeit Gelegenheit, ähnliche Versuche auch bei einem 32 jährigen Patienten mit chronischer Nephritis anzustellen. Später habe ich die Lagerung auch bei anderen Nephritikern versucht und soll über die Resultate dieser Versuche kurz gesprochen werden.

Im ersten Fall handelt es sich um einen 32 jährigen Patienten, der vor zwei Jahren eine Nephritis akquirierte. Die Albuminurie betrug im Anfang 4 bis 5 Prom., ging im Laufe der Zeit in Helouan auf 2 bis 4 Prom. herab. Patient hatte außerdem eine Aorteninsuffizienz und geringe Ödeme an den Beinen. Die Albuminurie betrug bei Bettruhe regelmäßig 2 bis 3 Prom., im Anfang seines Aufenthaltes in Wien sogar 4 bis 5 Prom. Im Sediment fanden sich granulierte und Ephitelzylinder. Der Blutdruck betrug 140 mm, das Herz war stark hypertrophisch. Lautes diastolisches Geräusch an der Aorta. — Patient hatte daneben eine auffallend starke Lordose. Er soll schon als Kind einen auffallend hohlen Rücken gehabt haben. Die jetzt sichtbare Veränderung des Rückens führt er möglicherweise darauf zurück, daß er wegen der heftigen Schmerzen in der Wirbelsäule während des Rheumatismus durch mehrere Wochen auf einem Sandsack kreuzhohl liegen mußte.

Ich ließ den Patienten jeden Morgen nüchtern auf $^1/_2$ bis 1 Stunde hochlagern. Der Erfolg war ausnahmslos ein ganz auffallender. Die Diurese stieg schon nach 30 Minuten auf 80 bis 150 g, das spezifische Gewicht sank auf 1003 bis 1001, die Eiweißmenge war bis auf quantitativ nicht bestimmbare Spuren verschwunden. — Denselben Erfolg hatten auch Lagerungen, die zu irgendeinem Zeitpunkte des Tages vorgenommen wurden. Nach ca. 1 bis 2 Stunden nahm die Polyurie wieder ab, der Harn wurde konzentrierter, der Eiweißgehalt stieg langsam an,

*) Zahlreiche Zylinder und rote Blutkörperchen.

**) Ganz vereinzelte Zylinder.

war aber trotz verminderter Diurese oft noch längere Zeit sehr gering, wenn sich der Patient frei herumbewegte. Der Patient ging in der Weise vor, daß er sich täglich 2 bis 3 mal, sobald die Albuminurie stärker anstieg, auf $^1/_2$ bis 1 Stunde entsprechend lagerte, worauf jedesmal prompt die Polyurie und Verminderung der Albuminurie eintrat (Abb. 29). Auf meinen Rat schlief Patient des Nachts in einer Hängematte, nachdem auf diese Weise die Hochlagerung der Beine für den Patienten am bequemsten zu erzielen ist. Seither (es sind $1^1/_2$ Jahre) ist im Nachtharn selten mehr als $^1/_4$ bis $^1/_2$ Prom. Albumen vorhanden. Die Diurese ist eine normale, Zylinder wurden bei wiederholten Untersuchungennicht mehr gefunden. Bei diesem Patienten konnte ich zum ersten Male die Beobachtung machen, daß der Morgenharn, der nach

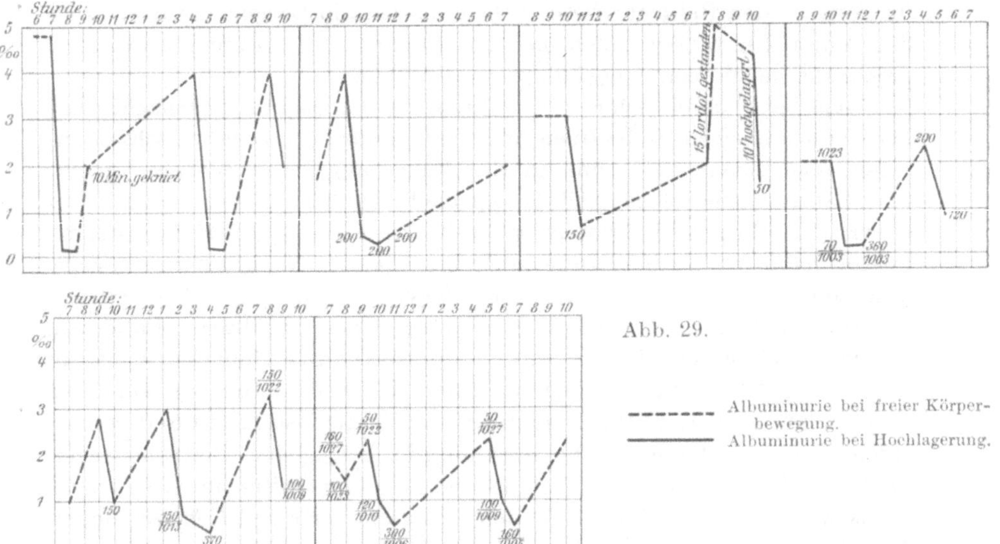

Abb. 29.

- - - - - - Albuminurie bei freier Körperbewegung.
——— Albuminurie bei Hochlagerung.

dem tiefen Schlafe entleert wurde, eiweißreicher war als die nächste Harnportion, obwohl dabei eine Polyurie nicht regelmäßig in Betracht gezogen werden konnte.

B. M., 12 Jahre, 21. X. 1911. Vor 4 Monaten Angina, 8 Tage zu Bett. Nach 3 Wochen Ödeme an den Augenlidern. Im Harn Eiweiß und Zylinder. Durch 6 Wochen Bettruhe bei dauernder Albuminurie, darauf angeblich 10 Tage eiweißfrei und außer Bett. Einsetzen der ersten Menstruation, daran anschließend neuerliche Albuminurie, die trotz Bettruhe durch 5 Wochen anhielt. Darauf war Patientin neuerdings eiweißfrei und außer Bett gewesen. Kurz darauf trat die zweite Menstruation ein, an die sich neuerdings eine bis jetzt andauernde Albuminurie anschloß.

Status praesens: Patientin im Gesicht sehr blaß, deutlich gedunsen. Der Körper sehr fettreich. Keine Ödeme. Herzdämpfung sehr groß, reicht nach rechts bis über den rechten Sternalrand, nach links 2 Querfinger außerhalb der Mamillarlinie. Spitzenstoß im 5. bis 6. Intercostalraum, 2 Querfinger außerhalb der Mamillarlinie palpabel. An der Herzspitze und am unteren Sternum ein lautes systolisches Geräusch hörbar. Zweiter Aortenton deutlich akzentuiert. Auch im Röntgenbilde erscheint das Herz mächtig vergrößert. Blutdruck 165 mm. Im Harn 1 Prom. Eiweiß. Im Sediment vereinzelte ausgelaugte rote Blutkörperchen, sowie fein- und grobgranulierte Zylinder.

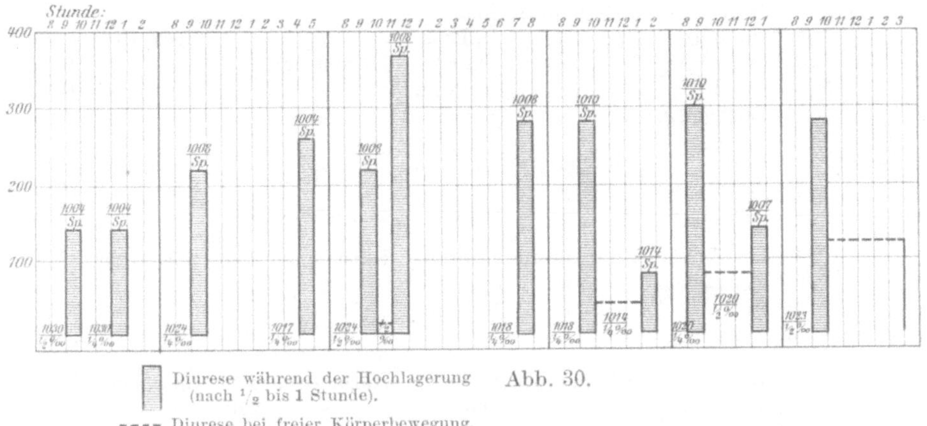

Abb. 30.

Es wurde bei dieser Patientin sofort mit der Hochlagerung begonnen, wobei vorher selbstverständlich jede Nahrungs- und Flüssigkeitsaufnahme durch 12 bis 18 Stunden eingestellt wurde. Der Erfolg war regelmäßig nachweisbar, indem eine starke Diurese auftrat und die Albuminurie nach $^1/_2$ bis 1 Stunde von $^1/_2$ bis 1 Prom. bis auf minimale Spuren verschwand, um dann in Bettruhe oder nach dem Aufstehen wieder langsam auf $^1/_4$ Prom. anzusteigen (Abb. 30).

22./X.	$^1/_2$ 8^h	früh	Albuminurie	$^1/_2$ Prom.	
	8^h	hochgeleg.	„	Spur	
	$^1/_2$ 9^h	„	„	„	
	$^1/_2 12^h$	zu Bett	Quantität nicht nachweisbar		
	12^h	„ „	„ „	„	
	$^1/_2$ 5^h	außer Bett	Albuminurie	$^1/_2$ Prom.	
	5^h	hochgeleg.	„	Spur	
	$^1/_2$ 6^h	„	„	„	
23./X.	$^1/_2$ 8^h	früh	Albuminurie	1 Prom.	
	8^h	hochgeleg.	„	Spur	
	$^1/_2$ 9^h	„	„	„	
	$^1/_2$ 1^h	zu Bett	„	„	
	10′	auf	„	$^1/_4$ Prom.	
	$^1/_2$ 5^h	außer Bett	„	$^1/_2$ „	
	5^h	hochgeleg.	„	Spur	Spez. Gew. 1004
	$^1/_2$ 6^h	„	„	„	„ „ 1004
	7^h	zu Bett	„	$^1/_4$ Prom.	
	30′	auf	„	$^1/_2$ „	„ „ 1012
	$^1/_2$ 9^h	„	„	1 „	

24./X.	$^1/_2\,8^h$	früh	Albuminurie	$^1/_2$ Prom.				
	$^1/_2 10^h$	flach geleg.	„	$^1/_2$ „				
	10^h	hoch „	„	Spur				
	$^1/_2 11^h$	„ „	„	„				
	$^1/_2 12^h$		„	„				
8./XI.	8^h	früh	Albuminurie	$^1/_4$ Prom.			Spez. Gew.	1022
	$^1/_2 11^h$	„ zu Bett	„	$^1/_4$ „			„ „	1016
	$^1/_2 12^h$	hochgeleg.	„	Spur			„ „	1006
11./XI.		früh	Albuminurie	Spur				
	$^1/_2 11^h$	zu Bett	„	$^1/_4$ Prom.			Spez. Gew.	1020
	12^h	hochgeleg.	„	Spur	Harnmenge	135	„ „	1015
	$^3/_4\,5^h$	zu Bett	„	$^1/_4$ Prom.			„ „	1036
	$^3/_4\,6^h$	hochgeleg.	„	Spur	„	85	„ „	1026
14./XI.		früh	Albuminurie	$^1/_4$ Prom.			Spez. Gew.	1030
	11^h	flach geleg.	„	$^1/_4$ „			„ „	1030
	12^h	hoch „	„	Spur	Harnmenge	150	„ „	1004
15./XI.	$^1/_2 9^h$		Albuminurie	$^1/_4$ Prom.	Harnmenge	250	Spez. Gew.	1024
	$^1/_2 10^h$	hochgeleg.	„	Spur	„	220	„ „	1008
	5^h	auf	„	$^1/_4$ Prom.			„ „	1017
	6^h	hochgeleg.	„	Spur	„	300	„ „	1004
17./XI.	9^h	früh	Albuminurie	$^1/_2$ Prom.	Harnmenge	370	Spez. Gew.	1015
	11^h	hochgeleg.	„	Spur	„	250	„ „	1008
	10^h	auf	„	$^1/_2$ Prom.	„	12		
	12^h	hochgeleg.	„	Spur	„	370	„ „	1008
	$^1/_4\,8^h$	auf	„	$^1/_4$ Prom.			„ „	1018
	9^h	hochgeleg.	„	Spur	„	300	„ „	1008
18./XI.	$^1/_2 9^h$		Albuminurie	$^1/_4$ Prom.	Harnmenge	350	Spez. Gew.	1018
	$^1/_2 10^h$	hochgeleg.	„	Spur	„	300	„ „	1010
	$^1/_2\,1^h$	auf	„	$^1/_4$ Prom.	„	65	„ „	1018
	$^1/_4\,2^h$	hochgeleg.	„	Spur	„	100	„ „	1014
	2^h	auf	„	$^1/_4$ Prom.	„	8,0		
19./XI.	8^h	früh	Albuminurie	$^1/_4$ Prom.			Spez. Gew.	1020
	9^h	hochgeleg.	„	Spur	Harnmenge	300	„ „	1010
	12^h	auf	„	$^1/_2$ Prom.			„ „	1020
	$^1/_2\,1^h$	hochgeleg.	„	Spur	„	160	„ „	1007
14./I.	8^h	früh	Albuminurie	$^1/_2$ Prom.			Spez. Gew.	1023
	9^h	hochgeleg.	„	kaum Spur	„	280	„ „	1005
16./I.	8^h	früh	Albuminurie	$^1/_2$ Prom.			Spez. Gew.	1023
	9^h	hochgeleg.	„	frei	Harnmenge	300	„ „	1003
	2^h	auf	„	Spur	„	160	„ „	1015

Entsprechend der starken Diurese und der geringeren Konzentration des Harnes ging die Harnstoffmenge, sowie der Kochsalzgehalt nach der Lagerung bedeutend herab.

Harnstoff von vorher 31 g. pro Liter auf 3,59 g pro Liter.
Chloride „ „ 11,4 „ „ „ „ 2,57 „ „ „

Die Blutdruckmessung ergab am 24./XI. einen Druck von 118 mm, derselbe ging nach 30 Minuten Hochlagerung auf 112 herab, um nach 50 Minuten Hochlagerung wieder auf 128 zu steigen.

Ganz auffallend hatte sich bei dieser Patientin der Herzbefund nach 3 wöchentlicher Versuchsanordnung geändert. Die Größe desselben war auch röntgenologisch sehr stark zurückgegangen, und auch die Geräusche waren an den Ostien kaum mehr nachweisbar. Nachdem eine echte Hypertrophie des Herzens sich kaum beeinflussen läßt, so liegt die Annahme nahe, daß es sich um eine Dilatation handelte, die vielleicht durch die Durchtränkung der Gewebe mit ödematöser Flüssigkeit, die ihrerseits eine Mehrleistung der Herzarbeit beanspruchte, verursacht wurde, und daß durch die Verminderung der Ödeme als auch der Herzarbeit die Dilatation zurückgegangen war. Der Blutdruck war gleichfalls von 165 mm auf 112 resp. 128 herabgesunken.

Von Interesse war auch die Beobachtung, die ich während einer interkurrenten Masernerkrankung der Patientin machen konnte. Schon mit Beginne des Enanthemes (Koplik) stieg der Eiweißgehalt des Harnes auf 1 Prom; während des fieberhaften Exanthems war die Hochlagerung ganz ohne Einfluß auf die Diurese und den Eiweißgehalt dss Harnes. An die Masernerkrankung schloß sich eine verfrühte Menstruation an, nach deren Ablauf die Albuminurie auf $^1/_4$ Prom. zurückging und die Hochlagerung wieder von promptem Erfolg begleitet war.

Auch bei dieser Patientin war demnach die Hochlagerung von bedeutendem Einfluß auf die Diurese und Albuminurie.

In diesem Falle habe ich jede Flüssigkeitsaufnahme viele Stunden vor der Lagerung auf das peinlichste vermieden, und trotzdem war die Diurese jedesmal ganz auffallend stark vermehrt. Bei den wiederholten Untersuchungen auf renale Elemente fanden sich im Beginne der Lagerungsversuche wiederholt Zylinder im Harn, hingegen fehlten jedwede renale Elemente nach einer längere Zeit durchgeführten Lagerung.

Ein dritter Fall betraf eine subakute Nephritis mit verminderter Diurese und starken Ödemen. Bei diesem Patienten wurde Diuretin, Digitalis usw. vergeblich versucht. Ich habe täglich eine 4 malige Hochlagerung durch je eine Stunde angeordnet. Bald trat eine lebhafte Diurese auf und der Patient verlor binnen 4 Tagen 3 kg an Körpergewicht.

Ein vierter Fall betraf ein junges Mädchen mit chronischer Schrumpfniere und geringer Eiweißausscheidung. — Auch bei dieser war regelmäßig eine vermehrte Diurese — in einer Stunde 200 bis 250 g — mit Herabminderung des spezifischen Gewichts auf 1002 zu beobachten. Dagegen war die Albuminurie, trotzdem dieselbe schon vor der Lagerung nur in geringen Spuren vorhanden war und eine sehr stark vermehrte Diurese während der Lagerung eintrat, niemals vollständig verschwunden.

Dieser Fall bestätigt die bereits früher erwähnte Tatsache, daß bei Nephritikern relativ geringe Albuminurien trotz stark vermehrter Diurese niemals vollständig verschwinden, während bei orthostatischen und normalen Individuen auch starke Albuminurien regelmäßig rasch und vollständig zurückgehen.

Ein fünfter Fall betraf ein 16 jähriges Mädchen mit einer akuten Nephritis. Dasselbe erkrankte am 28. III. 1912 an einem schweren

Scharlach. In den ersten 5 Tagen der Erkrankung waren bloß Spuren von Eiweiß ohne morphologische Elemente nachweisbar. In den nächsten Wochen war der Harn trotz andauernd hohen Fiebers, schweren Komplikationen (Lymphadenitis, Endokarditis, Arthritis) stets eiweißfrei. Am 20. Krankheitstage trat plötzlich nach einem zweitägigen fieberfreien Intervalle eine neuerliche Temperatursteigerung bis 39,5 ° auf. Im Harn kein Eiweiß; auch am nächsten Tag war trotz Fiebers von 38,8 ° kein Albumen nachweisbar. Am 22. Tag war eine Spur von Eiweiß vorhanden, die Diurese betrug 1000 g; am 23. Tag stieg die Eiweißmenge auf 6 Prom., die Harnmenge sank auf 400 g. Am 24. Tag Eiweiß 4 Prom., Harnmenge 350 g. Am 25. Tag war die Diurese bis auf 250 g herabgegangen. In der ganzen Zeit war Patientin fieberfrei, das Sensorium jedoch leicht benommen. Ödeme waren nur im Gesicht angedeutet. Ich begann mit Hochlagerung am Tage der geringsten Diurese und die Lagerung wurde dann zwei- bis dreimal täglich auf je eine Stunde vorgenommen (Abb. 31).

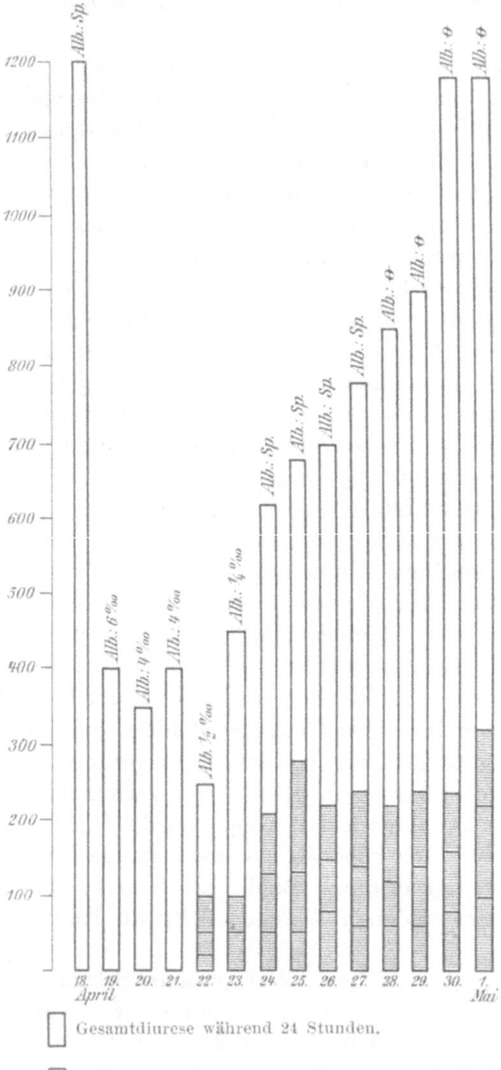

Abb. 31.

	Diurese in 24^h	Albuminurie	Zahl der Lagerungen	Diurese während der Lagerung (2 bis 3^h)
18./IV.	1000	Sp.	0	
19./IV.	400	6 Prom.	0	
20./IV.	350	4 „	0	
21./IV.	400	4 „	0	
22./IV.	250	$^1/_2$ „	2	50 + 50 = 100
23./IV.	450	$^1/_4$ „	2	50 + 50 = 100
24./IV.	620	Sp.	3	50 + 80 + 80 = 210
25./IV.	680	?	3	50 + 80 + 150 = 280

	Diurese in 24^h	Albuminurie	Zahl der Lagerungen	Diurese während der Lagerung (2 bis 3^h)
26./IV.	700	Sp.	3	80 + 60 + 80 = 220
27./IV.	800	Sp.	3	60 + 80 + 80 = 220
28./IV.	850	0	3	60 + 60 + 120 = 240
29./IV.	900	0	3	60 + 80 + 80 = 220
30./IV.	1200	0	3	80 + 80 + 80 = 240
1./V.	1200		3	100 + 100 + 100 = 300

Patientin hat demnach am ersten Tage der Lagerung nahezu die Hälfte, in den späteren Tagen den dritten resp. den vierten Teil der gesamten Tagesdiurese in der kurzen Zeit der Hochlagerung (2 bis 3 Stunden) ausgeschieden. Der Eiweißgehalt des Gesamtharnes ging schon am ersten Tage trotz geringer Diurese von 4 Prom. auf $^1/_2$ Prom. und nach weiteren 48 Stunden trotz einer wenig vermehrter Diurese auf Spuren zurück, um nach 7 Tagen völlig zu verschwinden.

Patientin blieb auch weiterhin dauernd eiweißfrei, auch nachdem sie das Bett verlassen hatte, und es konnten in den nächsten Monaten niemals irgendwelche Erscheinungen in bezug auf die abgelaufene Nephritis nachgewiesen werden.

Über den Sedimentbefund war im Verlaufe der Erkrankung folgendes zu erheben:

19./IV.: Zahlreiche hyaline und granulierte, einzelne Epithelialzylinder, einzelne rote Blutkörperchen.

25./IV.: Albumen sehr geringe Spuren. Wenig hyaline und granulierte Zylinder. Spez. Gewicht 1015.

27./IV.: Geringe Spuren. Einzelne hyaline und granulierte Zylinder. Spez. Gewicht 1017.

5./V.: Albuminurie 0. Keine Zylinder. Spez. Gewicht 1015.

6./V.: Albuminurie 0. Keine Zylinder. Spez. Gewicht 1015.

Eine Erklärung für die während der Hochlagerung gemachten Beobachtungen waren mir durch längere Zeit nicht möglich. Erst als ich die Versuche über den Verlauf der Diurese nach einer Wasserzufuhr per os bei Nephritikern vornahm, fiel mir sowohl in bezug auf die Harnausscheidung als auch in bezug auf die Albuminurie die große Ähnlichkeit in beiden Versuchsreihen auf. Bei einer Wasseraufnahme erfolgt, wie ich eingehend erörtert habe, insbesondere bei einer gleichzeitigen Hochlagerung nach einer halben Stunde eine 1 bis $1^1/_2$ Stunde dauernde Polyurie, wobei auf der Höhe der Diurese, bei gleichzeitigem Absinken des spezifischen Gewichtes des Harnes die Albuminurie oft bis auf geringe Spuren verschwindet. Genau so verhielt sich die Polyurie bei den letzterwähnten Nephritikern, obwohl jede Flüssigkeitsaufnahme durch viele Stunden auf das peinlichste vermieden wurde. Diese Polyurie läßt sich nur so erklären, daß während der Hochlagerung für die Resorption einer Ödemflüssigkeit günstige Bedingungen geschaffen werden und daß das vermehrte Harnwasser, sowie die mitunter vermehrte Kochsalzmenge durch ein Aufsaugen und Ausscheiden der Ödemflüssigkeit geschaffen wird. Für diese Resorptionstheorie spricht das rasche Einsetzen der Diurese, die genau der künstlichen Polyurie bei Wasseraufnahme per os entspricht, sowie der Umstand, daß lange dauernde Hochlagerungen manchmal nach 1 bis 2 Stunden in ihrem Effekte nachlassen. Daß bei Nephritikern eine Wasserretention in den Geweben auftritt, bevor es noch zu klinisch nachweisbaren Ödemen kommt, hat v. Pirquet durch systematische Wägungen der Scharlachkinder nachgewiesen, indem er zeigen konnte, daß dieselben infolge Wasserretention an Körpergewicht zunehmen können, bevor noch die klinischen Symptome einer Nephritis oder gar einer Ödembildung sichtbar wären.

Die Lagerungen haben aber keinesfalls in allen Fällen einen sichtbaren Erfolg auf die Diurese. Zum Teil dürfte dies damit zusammenhängen, daß die Polyurie eben nur in jenen Fällen auftritt, in denen eine Wasserretention vorhanden ist; in anderen Fällen kann sich aber ein negativer Ausfall gewiß auch aus anderen vielleicht in den Nieren gelegenen Ursachen ergeben.

In der allerletzten Zeit habe ich eine ähnliche Beobachtung bei einem jungen Manne, bei dem vor $1^1/_2$ Jahren eine Nephritis konstatiert wurde, gemacht. Obwohl bei diesem Patienten keine Ödeme nachweisbar waren, konnte bei ihm auf eine Hochlagerung eine vermehrte Diurese und Absinken der Albuminurie beobachtet werden. Ganz auffallend war bei diesem Patienten ein rasch einsetzendes und intensives Ansteigen der Albuminurie bei ruhigem Stehen, während eine andauernde Bewegung eine deutliche Verminderung der Albuminurie zur Folge hatte. Nachdem der Patient eine sehr stark ausgeprägte Lordose hatte, die mit der Lordose eines orthostatischen Individuums zu vergleichen war und deswegen eine Kombination einer Nephritis in einem lordotischen Individuum nicht ausgeschlossen war, so wurde dem Patienten auf seinen ausdrücklichen Wunsch zu Versuchszwecken obwohl ein Einfluß auf die Albuminurie keinesfalls zu erwarten war, ein Mieder angelegt, und Hochlagerung und Mieder kombiniert angewendet. Es zeigte sich nun, daß sich der Patient, nachdem nach der Hochlagerung die Albuminurie bis auf Spuren zurückgegangen war, im Mieder mit der gleichen geringen Albuminurie durch mehrere Stunden bewegen konnte.

Ohne aus diesen Versuchen einen Schluß zu ziehen, glaube ich die Hochlagerung zu diagnostischen und therapeutischen Zwecken anwenden zu können. Zu diagnostischen Gründen insofern, als bei einer entsprechenden Hochlagerung eine Polyurie wahrscheinlich in jenen Fällen auftritt, bei denen eine Wasserretention in dem Körpergewebe vorhanden ist; als ein therapeutisches Hilfsmittel zu dem Zweck, um auf eine einfache Weise eine Polyurie zu erzeugen.

Daß dadurch vielleicht eine Entlastung der Herzarbeit stattfinden könnte, habe ich bereits erwähnt. Auch haben wir damit die Möglichkeit, bei dem Patienten eine verminderte Albuminurie zu erzielen, die sich dann bei Körperbewegungen durch längere Zeit auf einem geringeren Niveau hält. Nicht ohne Einfluß wird vielleicht auch die vermehrte Ausscheidung der festen Bestandteiler sein, die während der Hochlagerung öfter beobachtet werden kann.

Ob die Hochlagerung einen Einfluß auf den Verlauf akuter nephritischer Prozesse haben kann, müssen erst weitere Versuche zeigen. Jedenfalls war der Erfolg in bezug auf die Diurese in dem oben zitierten Fall sehr eklatant, und der Verlauf in diesem wie auch in einem anderen Falle ein auffallend rascher und günstiger.

Auf Grund dieser ausführlichen Untersuchungen können wir den Schluß ziehen, daß mit dem Einsetzen einer Albuminurie sowohl bei normalen Individuen als auch bei Orthotikern ein in der Menge verringerter Harn von geringerem spezifischen Gewicht in geringerer Konzentration entleert wird, der an Harnstoff und Chloriden ärmer ist, und daß sich die chronischen Nephritiden ähnlich verhalten. Mit dem Schwinden der Albuminurie tritt eine etwas vermehrte Diurese auf, das spezifische Gewicht steigt an und es kommt zu einer vermehrten Ausscheidung der Chloride und des Harnstoffes. Die stark vermehrte Diurese bei Hochlagerung dagegen zeigt ın der Regel einen spezifisch leichteren Harn, in dem die Chloride und der Harnstoff relativ vermindert sind, nur in vereinzelten Fällen wird auch bei der Hochlagerung ein konzentrierter Harn und relativ vermehrte feste Harnbestandteile ausgeschieden.

9. Die Funktion der Nierenkapsel.

Wenn ich an dem Gedankengange festhalten wollte, daß die Ursache der Albuminurie in einer Stauung in den Nierenvenen und in einer dadurch verursachten Veränderung in der Nierenfunktion zu suchen ist, so waren zu einer Klärung dieser Annahme in der weiteren Folge Versuche an Tieren notwendig.

Über einzelne diesbezügliche Versuche habe ich bereits früher gelegentlich Erwähnung getan, indem ich von der Möglichkeit einer Kochsalzretention in den gestauten Kaninchennieren gesprochen habe. Die weiteren Versuche wurden in der Weise vorgenommen, daß an den mit Äther narkotisierten Kaninchen die Nieren vorerst von dem Peritonealüberzug befreit wurden, um die Wirkung der Kollateralen auszuschalten. Bei der Inspektion der Nieren zeigte es sich nämlich, daß neben den Kollateralen in dem Peritonealüberzug der Niere in manchen Fällen von der linken Nierenvene eine ziemlich starke Kollaterale im Peritoneum nach aufwärts zog, während eine ähnliche Kollaterale an der viel kürzeren Vene der rechten Niere nicht beobachtet werden konnte. Ob diese kollateralen Bahnen bei der längeren und die Wirbelsäule überquerenden linken Nierenvene regelmäßig vorkommen und vielleicht eine besondere topographische Bedeutung haben, müssen erst weitere Untersuchungen klarstellen.

Nachdem die Nieren bloßgelegt waren, wurde die Nierenvene von der Arterie freipräpariert und durch eine kleine Klemme knapp am Nierenhilus abgeklemmt. Die Klemmen wurden in den einzelnen Versuchen 1 bis 3 Minuten oder auch längere Zeit liegen gelassen.

Sofort nach dem Anlegen der Klemmen war in allen Fällen eine rasch zunehmende Stauung in der entsprechenden Niere zu beobachten. Die Niere nahm dabei an ihrem Volumen erheblich zu, sie wurde prall und derb, ihre Farbe stark und gleichmäßig cyanotisch. Schon nach kurzer Zeit hat die Stauung ihr Maximum erreicht, so daß eine länger andauernde Abklemmung das makroskopische Bild nurmehr wenig zu verändern vermochte. Wenn man nach 1 bis 3 Minuten die Klemme entfernte, so trat sehr rasch eine Abnahme der Stauung ein. Die Niere wurde kleiner, die Cyanose ging rasch und gleichmäßig zurück, so daß die Niere alsbald ein ziemlich normales Aussehen erhielt. Wiederholte man den Versuch nach einiger Zeit an derselben Niere, so war eine neuerliche Stauung ebenso wie eine neuerliche Rückbildung zu beobachten. Späterhin aber kam es auf eine neuerliche Stauung entweder zu keinen deutlichen Veränderungen, oder aber die Niere staute sich neuerdings in geringem Maße, während eine Rückbildung der Stauung kaum mehr erfolgte.

Interessant war auch die Wirkung der Kollateralen bei jenen Nieren zu beobachten, die in dem Peritonealüberzug liegen blieben. Traten die Stauungserscheinungen sehr akut auf, wie dies bei der ersten Abklemmung der Fall ist, so kamen die Kollateralen kaum in Aktion; trat die Stauung langsamer auf, wie etwa bei einer geringeren Herzaktion eines bereits erschöpften Tieres, so sah man deutlich die Kollateralen sich erweitern. Man hatte in dem ersten Versuch den Eindruck, als ob die Kollateralgefäße durch die rasche Schwellung des Organes komprimiert würden.

Ein anderes Resultat gibt dagegen der Versuch in der Regel, wenn man vor der Stauung die Niere von ihrer Kapsel befreit. Bei der Dekapsulation fällt es vor allem auf, daß sich die von der Niere losgelöste Kapsel häufig als kleines Klümpchen am Nierenhilus zurückzieht und daß oft kleinste punktförmige capillare Blutungen aus dem Nierengewebe auf die entblößte Oberfläche zu beobachten sind.

Staut man eine solche primär dekapsulierte Niere, so ist der Verlauf der Stauungserscheinungen in der Regel ein von dem oben beschriebenen Verlauf verschiedener.

Nach der Abklemmung der Nierenvene tritt zwar gleichfalls sehr rasch eine starke Stauung in der entsprechenden Niere auf, die Stauung erfolgt aber häufig ungleichmäßig, fleckig, indem einzelne Nierenpartien noch blässer erscheinen, während andere Teile bereits eine dunkelblaurote Farbe angenommen haben. Auch hat es den Anschein, daß die entkapselte Niere an Volum stärker zunimmt als eine mit ihrer Kapsel versehene Niere. Während der Stauung sieht man außerdem, insbesondere im Beginne derselben, zahlreiche capillare Blutungen an der von der Kapsel entblößten Nierenoberfläche auftreten.

Lüftet man nach 1 bis 3 Minuten die Klammer, so ist gleichfalls ein wesentlicher Unterschied in dem Verhalten einer dekapsulierten Niere gegenüber einer nicht entkapselten Niere zu beobachten. In der dekapsulierten Niere erfolgt die Rückbildung der Stauung wesentlich langsamer, oft ungleichmäßig, so daß die Rückbildung auch nach längerer Zeit eine nur unvollkommene ist und das Organ dadurch größer und blutreicher als die normale Niere erscheint.

Wiederholt man die Stauung an derselben Niere, so hat es den Anschein, daß die Stauung noch wesentlich unregelmäßiger als das

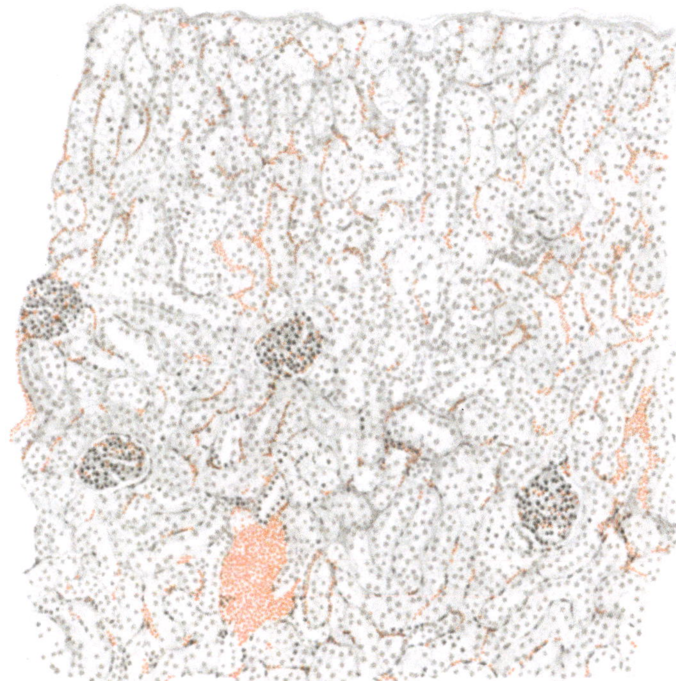

Abb. 1. Gestaute, normale Niere (nach Beheben der Stauung).

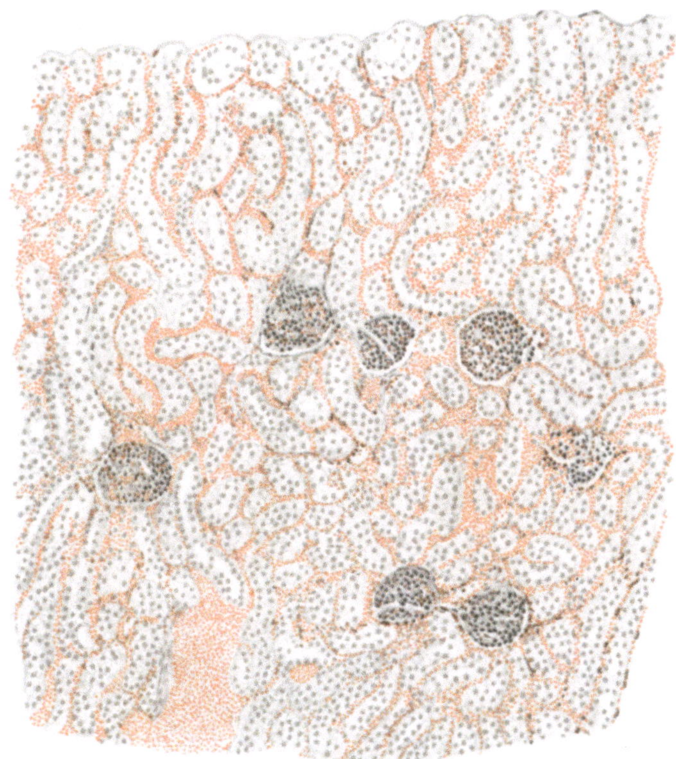

Abb. 2. Gestaute, dekapsulierte Niere (nach Beheben der Stauung).

Verlag von Julius Springer in Berlin.

erste Mal erfolgt und daß die Rückbildung eine noch unvollkommenere ist als nach dem ersten Versuch.

Dekapsuliert man hingegen eine bereits gestaute Niere bei noch angelegter Venenklemme, so ist häufig ein sehr interessantes Phänomen zu beobachten. Die Niere wird rasch blasser und kleiner, trotzdem die Abklemmung der Vene weiter bestehen bleibt. Zugleich treten nicht bloß zahlreiche capilläre Blutungen, wie es bei der primär dekapsulierten Niere der Fall ist, an der von ihrer Kapsel entblößten Nierenoberfläche auf, sondern es kommt auch zu einer reichlichen Transsudation einer blutig-serösen Flüssigkeit an der Nierenoberfläche. Nachdem das Transsudat alsbald zur Gerinnung kommt, scheint die Niere endlich in einem sie umhüllenden blutig-serösen Kuchen zu liegen.

Die kurz angeführten Versuche gestatten bisher kein endgültiges und abschließendes Urteil, um so mehr als ihr Einfluß auf die Albuminurie bisher nicht direkt erhoben werden konnte, weil in den angeführten Tierversuchen stets eine länger andauernde Anurie einzutreten pflegte und die nach einer ausgeführten Dekapsulation geheilten Nieren, wie wir später sehen werden, eine wesentliche Änderung in den Funktionsbedingungen des Organs gegenüber den frisch dekapsulierten Nieren zur Folge haben.

Trotz alledem lassen die angeführten Beobachtungen folgende wesentliche Schlüsse zu:

In einer mit der Kapsel versehenen Niere kommt es bei einer Abklemmung der Vene zu einer raschen, gleichmäßigen Stauung des Organs, nach der Freigabe des venösen Abflusses erfolgt ein rascher gleichmäßiger Rückgang der Stauung fast bis zur Norm.

In einer frisch dekapsulierten Niere kommt es nach einer Abklemmung der Vene zu einer etwas langsameren, jedoch mächtigeren, zugleich aber ungleichmäßigeren Stauung des Organs; die Freigabe der Vene hat einen langsamen und meist unvollkommenen Abfluß des Blutes aus dem Organe zur Folge.

Die Dekapsulation einer auf der Höhe der Stauung befindlichen Niere, deren Vene noch abgeklemmt ist, hat einen raschen Rückgang der Stauung unter den Erscheinungen einer starken capillären Blutung und Transsudation einer blutig-serösen Flüssigkeit auf die Nierenoberfläche (Lymphe, Ödem?) zur Folge.

Der mikroskopische Befund deckt sich im großen und ganzen vollständig mit den beschriebenen makroskopischen Bildern.

Im Schnitt einer gestauten, nicht dekapsulierten Niere nach Rückgang der Stauung sehen wir die Capillaren wesentlich enger, weniger mit Blut gefüllt, auch die Glomeruli mehr oder weniger zur Norm zurückgekehrt. Dagegen sehen wir an den Epithelzellen ähnliche, scheinbar aber geringere Veränderungen wie bei den ersten beschriebenen Schnitten, vor allem scheint die Kompression der Tubuli eine geringere zu sein (Tafel-Abb. 1).

In den Schnitten einer gestauten dekapsulierten Niere (nach Lösung der Klemme und nach dem Zurücktreten der Stauungserscheinungen) sehen wir die Capillaren noch stark gestaut und blutreich, auch die Glomerulusschlingen erscheinen weit und blutreich, die Nierenepithelien verbreitet, die Kerne gequollen, die Lumina der Harnkanälchen verengt und mitunter komprimiert (Tafel-Abb. 2).

Diese verschiedenen Folgen einer Stauung in einer nicht dekapsulierten und in einer vorher dekapsulierten Niere lassen sich wohl ausschließlich durch eine eigenartige Funktion der Nierenkapsel erklären. Bei der Beobachtung der gestauten, nicht dekapsulierten Niere gewinnt man tatsächlich den Eindruck, als ob einerseits die stark gespannte Kapsel eine extreme Stauung nicht zuließe und daß andererseits nach Freigabe des venösen Abflusses das Blut aus der Niere durch einen gleichmäßig wirkenden Druck auf ihre Oberfläche wie aus einem nassen Schwamm herausgepreßt würde. Im Gegensatz dazu kommt es in der dekapsulierten Niere zu einer extremen Stauung und Vergrößerung des Organs, vor allem aber zu einem langsamen, unregelmäßigen und ungenügenden Abfluß des Blutes aus den Nierengefäßen.

Die beschriebene Wirkung der Nierenkapsel läßt sich durch die Funktion des in derselben eingelagerten elastischen Gewebes erklären. In bezug auf das elastische Gewebe der Nierenkapsel liegen Untersuchungen nur vereinzelt vor, doch fehlt es nicht an positiven Angaben, daß in der Nierenkapsel sowohl elastische Fasern als auch glatte Muskelfasern nachgewiesen werden können.

Ich habe mich zu überzeugen versucht, ob elastisches Gewebe in den Kapseln der Niere der Experimenttiere vorhanden sind und habe diesbezügliche Untersuchungen außerdem auch an menschlichen Nieren angestellt.

Die Niere besitzt eigentlich zwei sie hüllende Membranen. Die eine derselben liegt dem Nierengewebe fest an und ist mit demselben allenthalben fest verwachsen, sie bildet die eigentliche „Hülle“ der Niere. — Die zweite ist an normalen Nieren mit der ersteren Hülle nur locker verbunden und deswegen von dem Organ resp. dessen Hülle leicht abziehbar. Die letztere Membran stellt die eigentliche Nierenkapsel dar. — Histologisch ist eine Trennung der beiden Membranen gleichfalls durchführbar. Die „Hülle“ stellt ein Bindegewebe dar, das dem Nierenparenchym anliegt und in das Bindegewebe der Niere vielfach überzugehen scheint. Daran schließt sich die eigentliche Nierenkapsel, die durch ein lockeres Bindegewebe, das durch die Präparierung in den Schnitten vielfach zerrissen erscheint, mit der Nierenoberfläche locker verbunden ist. In diesem lockeren Gewebe lassen sich mitunter die Querschnitte einzelner capillarer und präcapillarer Gefäße nachweisen. Durch spezifische Färbung auf elastische Fasern lassen sich merkliche Unterschiede zwischen den beiden beschriebenen Hüllen erkennen. Während die Hülle keine oder nur sehr spärliche elastische Fasern zu besitzen scheint, finden sich in der Nierenkapsel dagegen zahlreiche elastische Fasern, die das Bindegewebe der Länge und Quere nach durchkreuzen. Einzelne eingelagerte langgestreckte Kerne erinnern lebhaft an die Kerne der glatten Muskelfasern, doch ist der exakte Nachweis derselben aus technischen Gründen nur schwierig zu erbringen.

Auch in der Kapsel der menschlichen Niere lassen sich elastische Fasern nachweisen. So fand ich bereits bei einem 5 Tage alten Säugling sowohl eine deutliche Trennung: die zellreiche „Hülle“, sowie eine an elastischen Fasern reiche, bindegewebige, zellärmere Kapsel. Auffallend ist ferner die oft sehr verschiedene Stärke der Nierenkapsel bei verschiedenen Individuen. So sah ich eine Kapsel von einer normalen Niere eines jugendlichen justifizierten Individuums, die histologisch etwa die dreifache Dicke anderer Kapseln zeigte. Ob diese individuelle Verschiedenheit tatsächlich dem histologischen Aufbau entspricht, oder ob es sich bloß um scheinbare Differenzen handelt, die vielleicht verschiedenen physiologischen Zuständen der Niere resp. ihrer Kapsel zukommen, müßten weitere Untersuchungen lehren.

Daß die elastischen Fasern tatsächlich der Nierenkapsel angehören und nicht etwa dem anliegenden peritonealen Überzuge, beweist die Anwesenheit der elastischen Gewebe in den Schnitten, welche dem retroperitonealen Anteil der Nieren entsprechen, denen demnach der peritoneale Überzug fehlt.

Die Nierenkapsel besitzt demnach zweifellos einen elastischen Gewebsapparat, und es ist anzunehmen, daß demselben eine wichtige Rolle unter physiologischen und pathologischen Verhältnissen zukommt.

Unter physiologischen Bedingungen kommt dem elastischen Gewebe der Nierenkapsel wohl der Zweck zu, sich den verschiedenen Größen des Organs im Ruhezustand und während der Organfunktion anzupassen und in den verschiedenen Funktionsstadien die dabei variierende Blutfülle des Organs und wahrscheinlich auch die Sekretion zu regulieren und zu beeinflussen. Der Kapsel wird aber wahrscheinlich auch ein wesentlicher Einfluß bei pathologischen Veränderungen, insbesondere bei Zirkulationsstörungen in den Nieren und bei einer gestörten Nierenfunktion zukommen. Die Nierenkapsel und ihre Funktionstätigkeit wird aber deswegen auch auf das Entstehen sowie auf den Verlauf einer Albuminurie, insbesondere auch der orthostatisch-lordotischen Albuminurie, einen wesentlichen Einfluß ausüben können.

Wenn wir insbesondere an der Ansicht festhalten, daß die Ursache der letztgenannten Albuminurie in Zirkulationsstörungen zu suchen ist, so erscheint es gewiß nicht unwahrscheinlich, daß die Dauer und Intensität dieser Zirkulationsstörungen und damit der Einfluß der letzteren auf die Albuminurie zum Teil von der Funktionskraft der Nierenkapsel abhängen wird. — Wir können uns vorstellen, daß eine energisch wirkende Kapsel eine Stauung bis zu einem gewissen Grade zu parallelisieren vermag und dadurch schwerere Zirkulationsstörungen und deren Folgen, so insbesondere eine Albuminurie, zu verhindern imstande sein wird, während eine ungenügend funktionierende Kapsel unter denselben Bedingungen versagt und bereits zu Zirkulationsstörungen in den Nieren und deren Folgen, insbesondere zu einer Albuminurie, Anlaß gibt. Die Insuffizienz der Nierenkapsel wird demnach unter gewissen Bedingungen bereits zu Funktionsstörungen in einer Niere führen, während dieselben Bedingungen in einer anderen mit einer kräftigen Kapsel versehenen Niere noch keinerlei Störungen verursachen werden. Dabei käme, wie aus den bereits erwähnten Beobachtungen hervorgeht, in erster Linie die Menge und Funktionsstärke des elastischen Gewebes in Betracht, daneben wäre aber auch auf seine reflektorische Innervationsfähigkeit sowie auf seine funktionelle Minderwertigkeit Bedacht zu nehmen.

Wenn wir diese Schlüsse vorerst auf die Pathogenese der orthostatisch-lordotischen Albuminurie anwenden, so wäre der Schluß berechtigt, daß bei den orthostatisch-lordotischen Individuen die mangelhafte Kapselfunktion mit dazu beiträgt, daß an sich geringe Zirkulationshindernisse in der Niere, wie sie in einer aufrechten Körperhaltung durch die Lordose hervorgerufen werden, bereits zu stärkeren Zirkulationsstörungen in den Nieren und zu deren Folgen Anlaß geben, während dieselben Ursachen infolge einer wirksamen Kapselfunktion bei anderen „normalen“ Individuen noch zu keiner Störung führen müssen. Wird aber bei letzteren Individuen die Stauung aus irgendwelchen Gründen vermehrt (cxtreme Lordose, Kompression), so vermag auch eine normale Kapsel die Zirkulationsstörungen nicht mehr zu parallelisieren, d. h. die Kapsel wird unter diesen Bedingungen genau so insuffizient, wie es die minderwertige Nierenkapsel der orthostatischen Individuen bereits unter geringeren Insulten ist, worauf dann auch in den Nieren dieser normalen Individuen eine der orthostatisch-lordotischen Albuminurie ihrem Wesen nach identische Funktionsstörung aufzutreten vermag.

Es könnte demnach die verschiedene Labilität in der Nierenfunktion und insbesondere auch die Albuminurie unter gewissen physiologischen und pathologischen Verhältnissen (insbesondere beim Orthostatismus) bei verschiedenen Individuen zum Teil auch durch eine verschiedene Energie der elastischen Kapselfunktion erklärt werden.

Für diese Annahme würde auch noch der mitunter verschiedene Verlauf einer Albuminurie bei orthostatischen Individuen und bei normalen Kindern sprechen. — Es wurde bereits angedeutet, daß bei normalen Individuen selbst hochgradige Albuminurien auch in aufrechter Körperhaltung fast ausnahmlos sehr rasch verschwinden, oft viel rascher, als dies bei den orthostatischen Individuen in einer horizontalen Körperlage der Fall ist. Nachdem die Intensität der Stauung zumindest dieselbe sein muß, bei den intensiven Albuminurien der normalen Individuen sogar erheblich größer sein wird, so ist das rasche Schwinden der Stauung resp. der Albuminurie auch dadurch zu erklären, daß in diesen Fällen die Kapsel des gesunden Individuums die Stauung viel rascher zu beheben vermag, als die funktionsschwächere Kapsel eines orthotischen Individuums.

Auch das raschere Schwinden einer starken, aber kurzdauernden Albuminurie im Gegensatz zu dem langsameren Schwinden einer länger andauernden, wenn auch geringen Albuminurie, wie wir dies sowohl bei orthotischen, als auch bei normalen Individuen beobachten können, ließe sich zum Teil durch die verminderte elastische Leistungsfähigkeit einer durch längere Zeit andauernd gedehnten Kapsel erklären.

Wenn wir endlich annehmen, daß die Anlage und die Funktionstüchtigkeit des elastischen Gewebes in einem Organ bloß der Ausdruck eines funktionstüchtigen, vollwertigen Gesamtorganismus ist, insofern als nur bei einem normalen und vollwertigen Individuum auch eine normale Anlage des elastischen Gewebes angenommen werden kann, während umgekehrt bei einem minderwertigen Individuum oder einer solchen „Konstitution" auch eine ungenügende Anlage oder eine unvollkommene Entwicklung des elastischen Gewebes vorausgesetzt werden muß, so würde diese Voraussetzung mit den klinischen Erfahrungen, die wir bei den orthostatischen Individuen machen, vollständig in Einklang zu bringen sein. Wir sehen unter den Orthostaten in organischer und funktioneller Hinsicht recht häufig schwächliche und asthenische Individuen, so daß die Schwäche oder Asthenie der Kapselfunktion bloß eine Teilerscheinung ihrer allgemeinen Asthenie und Minderwertigkeit wäre.

Auch eine andere klinische Erfahrung könnte bei der orthostatischen Albuminurie durch die erwähnte ungenügende Kapselfunktion erklärt werden. Wir wissen, daß die Erkrankung in einem gewissen Lebensalter am häufigsten vorzukommen pflegt, und daß sie vor und nach diesem Lebensabschnitt nur sehr selten zu beobachten ist. Eben in diesem für den Orthostatismus kritischen Lebensabschnitt erfahren aber die Nieren sowohl in bezug auf ihr Gewicht, als auch ihre Größe ihre rascheste Zunahme. So fand Gundobin in verschiedenen Lebensaltern eine durchschnittliche Zunahme von 3 bis 8 g, im Alter von 11 bis 13 bis 15 Jahren dagegen eine Gewichtszunahme von 10 resp. 18 bis 20 g und ein Längenwachstum von 0,8 bis 1,0 cm gegen 0,2 bis 0,4 in der anderen Lebensperiode. In dieser Zeit des raschesten Wachstums der Niere kann es zu einem Mißverhältnis zwischen diesem Organ und seiner Kapsel kommen, indem die letztere durch eine mindere Anlage oder durch eine ungenügende Entwicklung und Zunahme des elastischen Gewebes, das mit dem raschen Organwachstum nicht Schritt hält, eine insbesondere unter ungünstigen Verhältnissen nur unvollkommene Funktion auf das Organ ausüben wird. In dieser Zeit werden bereits geringe Ursachen, die eine Störung der Zirkulation in den Nieren verursachen, nicht mehr ausgeglichen werden und damit eine Albuminurie entstehen können. Beide Faktoren, Nierenwachstum und Entwicklung des elastischen Kapselgewebes, können sich aber, nach Abschluß des raschen Nierenwachstums, in einer späteren Lebensperiode zugunsten der Nierenkapsel ändern und damit zur Heilung der Albuminurie beitragen.

Wir sehen demnach bei der Funktion der Nierenkapsel dieselben Momente mitspielen, die ich bereits bei der Lordose hervorgehoben habe. Auch bei der letzteren spielen Schwächezustände des Gesamtorganismus eine Hauptrolle, die durch ein Mißverhältnis zwischen raschem Körperwachstum und einer ungenügenden Entwicklung der Stützapparate entstehen. In dem einen Falle sehen wir aus diesen Ursachen die pathologische Lordose, in dem anderen Falle eine minderwertige Kapselfunktion entstehen, die beide vereint unter bestimmten physiologischen Bedingungen eine „Minderwertigkeit“ des Individuums im Sinne des „Orthostatismus“ erzeugen und damit zu der orthostatisch-lordotischen Albuminurie führen. Dabei aber ist die Lordose als auslösendes Moment, die minderwertige Kapselfunktion, ähnlich wie andere funktionelle und nervöse Ursachen, bloß als ein unterstützendes Detail zu betrachten.

10. Der Aderlaß.

Erwähnenswert erscheint mir eine Beobachtung, die ich gelegentlich meiner Dekapsulationsversuche gemacht habe. Es handelte sich um Kaninchen, bei denen ich eine Stauung in den vorher dekapsulierten Nieren vorgenommen habe. Die Nieren blieben in diesen Fällen, nachdem die Herzkraft des Tieres bereits ziemlich erschöpft war und die Nierenkapsel fehlte, nach der Lüftung der Venenklemme durch eine länger dauernde Beobachtungszeit prall gestaut und cyanotisch. Ich eröffnete nun durch einen Schnitt ein peripheres Gefäß (in dem einen Falle ein Mesenterial-, in dem anderen Falle ein Cruralgefäß), um das Tier zu entbluten. Schon nach einer ganz geringen Blutung (2 bis 3 ccm) sah ich die bis zu diesem Moment cyanotischen Nieren sich plötzlich verkleinern und blutleer werden, so daß sie alsbald die Größe und Farbe der Kontrollniere zeigten. Dieser Versuch am Tier gelingt leider nicht in allen Fällen, aus dem Grunde, weil bei ihm die Grundbedingungen dafür schwer zu schaffen sind, indem das eine Mal bei noch guter Herzkraft die Stauung in der Niere nach der Lüftung der Klemme wenn auch langsam, sich noch spontan zurückbildet, ein andermal aber die Herzkraft und wahrscheinlich auch die notwendige Reflexerregbarkeit schon so weit erschöpft sind, daß der Erfolg des Aderlasses nicht mehr sichtbar gemacht werden kann. Es scheint damit ein eklatanter Erfolg im Tierversuch nur dann möglich zu sein, wenn Herzkraft und Reflexerregbarkeit sich gerade in einem geeigneten Niveau befinden.

Dieses Versuchsergebnis läßt sich ausschließlich durch einen Reflex erklären, der durch die periphere Blutung auf die Gefäße eines blutreichen Organs ausgeübt wird. Durch diesen Reflex kommt es zu einer Anämisierung eines Organs, in dem vorher aus irgendwelchen Gründen (Herzkraft, vasomotorischer Reflex usw.) die Stauung nicht behoben werden konnte.

Dieser Einfluß der peripheren Blutung auf eine gestaute und entkapsulierte Niere im Tierexperiment läßt vielleicht einen Schluß auf die Wirksamkeit der therapeutischen Aderlässe zu. Bei dem therapeutischen Aderlasse kann der Erfolg kaum durch die „Blutentziehung“ oder den „Blutverlust“ allein erklärt werden, denn wir sehen einen günstigen Einfluß auf die Krankheitssymptome schon bei relativ geringen Blutmengen, sodaß der Erfolg kaum durch eine Entlastung des allgemeinen Kreislaufs allein erklärt werden kann. Die dem Körper durch den Aderlaß entzogene Blutmenge ist im Verhältnis zu der Gesamtblutmenge des Körpers in der Regel so gering, daß dabei eine tatsächliche Blutentziehung aus dem Körper oder gar aus dem in einer abnormen Stauung befindlichen Organe kaum angenommen werden kann. Denn bei einer ausschießlichen „Blutentziehung" käme wohl das unter ungünstigen Zirkulationsbedingungen stehende Organ in letzter Linie daran, so daß erst eine Anämie der anderen Organe stattfinden müßte, bevor sich die Wirkung auf das gestaute Organ äußern könnte. Dieser Annahme aber widerspricht entschieden die klinische Tatsache, daß ein Erfolg des Aderlasses erzielt werden kann, noch lange bevor eine merkliche Anämie des Individuums oder seiner einzelnen Organe bemerkbar wäre; dagegen sprechen aber auch meine Experimente an den Tieren, bei denen die Reaktion auf die Niere ohne wesentlichen Blutverlust erfolgt.

Es ist deswegen von vornherein unwahrscheinlich, daß durch den Aderlaß gerade dem in Stauung oder zumindest unter ungünstigen Zirkulationsverhältnissen und Zirkulationsstörungen befindlichen Organe das Blut entzogen wurde. Die Reaktion des unter Zirkulationsstörungen befindlichen Organes auf den Aderlaß kann demnach bloß auf einem reflektorischen Wege entstehen. Dieser Reflexvorgang würde durch meine Versuche ganz gut seine Erklärung finden, denn sie konnten zeigen, daß kurze Zeit nach einer künstlich geschaffenen peripheren Blutung eine Blutleere und damit wahrscheinlich auch eine den allgemeinen Zirkulationsverhältnissen entsprechende normale Blutzirkulation in einem Organe eintritt, welches sich vor dem Aderlasse der Stauung aus ganz bestimmten Gründen nicht entledigen konnte.

Auch bei dem klinischen Aderlaß werden, wie bereits erwähnt, dieselben Reflexvorgänge entscheidend sein und dabei wahrscheinlich ebenso wie im Experiment bestimmte Faktoren, so insbesondere Herzkraft, Reflexerregbarkeit für den Erfolg der Aderlässe von entscheidender Bedeutung sein. So sehen wir bei akuten Nephritiden, die mit einer Anurie einhergehen, nach dem Aderlaß eine Diurese einsetzen. Durch den Aderlaß wird auf dem erwähnten reflektorischen Wege eine Anämiesierung bzw. eine günstige Beeinflussung der Zirkulationsverhältnisse in dem vorher pathologischen Zirkulationsstörungen unterlegenen Organe geschaffen. Die Aufhebung der Zirkulationsstörungen kann auf die geschädigte oder mangelhafte Nierentätigkeit günstig einwirken, zum Teil auch dadurch, daß der sekretorische Anteil der Niere von einem abnormen Druck entlastet wird*). Es wird sich demnach die Wirkung des peripheren Aderlasses mit dem bereits beschriebenen lokalen Aderlaß der gestauten Niere durch die Dekapsulation vergleichen lassen. Bei beiden Eingriffen kommt es zu einer Druckentlastung in dem Organe und dadurch zu einem Einsetzen der fehlenden Nierentätigkeit. Bei

*) Man kann sich ganz gut vorstellen, daß bei vorhandener, wenn auch mangelhafter Nierentätigkeit der Harn in die stark komprimierten Glomeruli und Tubuli nicht sezerniert werden kann, insbesondere dann, wenn der Sekretionsdruck durch die verminderte Zirkulationsgeschwindigkeit oder die verminderte Herzkraft ein geringer ist.

der Dekapsulation kommt es vorerst zu einer Entspannung des Gewebes und sekundär zu einer Herstellung der Zirkulation, bei dem peripheren Aderlaß hingegen vorerst zu einer Wiederherstellung der Zirkulation und dadurch sekundär zu einer Druckverminderung in dem Organ und Wiedereinsetzen der Sekretion. Beide, auch klinisch gebräuchlichen Eingriffe, erreichen demnach ihr Ziel, die Herstellung der Nierentätigkeit nach demselben Prinzipe, nur auf verschiedenen Wegen.

Auch der günstige Einfluß des Aderlasses bei Stauungserscheinungen in den Lungen, insbesondere bei der Pneumonie, wird durch den Reflexvorgang erklärlich; indem anf diesem Wege eine Verbesserung der Zirkulation in diesem Organe einsetzen kann, ohne daß dabei eine Anämie des Gesamtorganismus vorausgesetzt oder gar geschaffen werden muß.

Ich glaube, daß diese Erörterung auch in anderer Hinsicht Interesse bietet. Wenn wir uns diese erwähnten Tatsachen vor Augen halten, so erscheint uns die gebräuchliche Form des Aderlasses, welche die alten Ärzte geübt haben, in einem etwas anderen Lichte. Sie haben Menschen mit Kongestionen in den verschiedensten Organen zur Ader gelassen, und auch bei Laien war es üblich, sich wegen Vollblütigkeit, Kongestionen, Stauungserscheinungen usw., insbesondere von Seiten des Gehirns und „Neigung zum Schlagfluß" nach Erregungszuständen zeitweise zur Ader zu lassen, um schwere Folgeerscheinungen der erwähnten Zirkulationsstörungen zu beheben oder hintanzuhalten. Zweifellos konnten sie dabei beobachten, daß durch den Aderlaß die Krankheitserscheinungen zumindest für eine Zeit günstig beeinflußt werden konnten, indem der Patient vielleicht unangenehme Sensationen verlor und die Angst vor den Folgezuständen sich bei ihm verminderte. Auch die Erfolge, die das Ansetzen von Schröpfköpfen und die auch heute noch übliche Applikation von Blutegeln mitunter zeigen, lassen sich allein durch den Reflexvorgang erklären. In diesen Fällen ist der zu erwartende Blutverlust so minimal, daß die „Blutentziehung" keinesfalls in Erwägung gezogen werden kann.

Aber auch andere, allerdings pathologisch gesteigerte Reflexvorgänge können vielleicht durch die erwähnten Beobachtungen erklärt werden. Es ist bekannt, daß mitunter bei kräftigen sonst keineswegs empfindsamen Individuen durch geringe Blutverluste, die durch eine zufällige Wunde oder einen operativen Eingriff entstehen, schwere Ohnmachtsanfälle ausgelöst werden, daß sogar der Anblick einer blutenden Wunde zum Auslösen von Schwindelgefühl oder einer Ohnmacht genügen. Es liegt die Möglichkeit nahe, daß durch eine abnorm gesteigerte Reflexerregbarkeit bei diesen Individuen eine abnorme Anämisierung wichtiger Organe, insbesondere des Zentralnervensystems hervorgerufen wird, die dann zu den erwähnten Folgeerscheinungen Veranlassung gibt.

Der Aderlaß, d. h. eine periphere Blutung ruft demnach unter bestimmten Verhältnissen einen Reflexvorgang hervor, der sich in der Regulierung der Zirkulation in einem, pathologischen Zirkulationsbedingungen unterworfenen Organe äußert. Keinesfalls kommt dabei der Blutverlust und damit eine Entlastung des Gesamtblutkreislaufes oder eine unmittelbare Blutentziehung aus dem geschädigten Organe in erster Linie in Betracht.

11. Das Nierenödem.

Gelegentlich der Kochsalzuntersuchungen habe ich erwähnt, daß in den gestauten Nieren unter Umständen eine Kochsalzretention beobachtet werden kann. Ich habe mir vorgestellt, daß die Stauung ein primäres Ödem in der Niere und eine sekundäre Kochsalzretention verursacht, oder daß umgekehrt vorerst eine Kochsalzretention stattfindet, weil man unter Umständen im Harn eine primäre Kochsalzretention beobachten kann, die schon vor dem Einsetzen der Albuminurie nachweisbar ist. Jedenfalls kann man eine Kochsalzretention und eine damit einhergehende verminderte Wasserausscheidung sowohl bei der orthostatischen Albuminurie als auch bei den Albuminurien der normalen Individuen nachweisen.

Für die Annahme, daß im Anschluß an eine Stauung ein Ödem in der Niere tatsächlich auftreten kann, spricht der Dekapsulationsversuch an einer auf der Höhe der Stauung befindlichen Niere. Sobald die Kapsel gelöst wird, tritt auf der von der Kapsel entblößten Nierenoberfläche neben capillaren Blutungen eine Transsudation einer serösen Flüssigkeit (Lymphe?) auf, während diese Erscheinung bei der primär dekapsulierten und nachträglich gestauten Niere nicht aufzutreten pflegt. Diese Beobachtung würde dafür sprechen, daß es während einer Stauung in einer mit ihrer Kapsel versehenen Niere zu einer stärkeren Ödembildung kommt, als in einer vorher entkapselten Niere. Diese Annahme fände insofern noch eine Bestätigung, als ich in zwei Fällen in einer primär entkapselten und gestauten Niere, trotz starken Blutreichtums des Organes, im Vergleich zu der normalen Niere desselben Tieres nur einen dem Nierengewichte entsprechenden normalen Kochsalzgehalt gefunden habe, während in zwei anderen nicht entkapselten Nieren nach der Stauung ein vermehrter Kochsalzgehalt nachweisbar war.

Ohne auf den Wert dieser Befunde vorläufig einzugehen, wäre die Frage vorzulegen, ob nicht in dem mit einem elastischen Gewebe umhüllten Organ (etwa durch den elastischen Druck der Kapsel) eine raschere Ödembildung zustande kommen könnte, als an einem Organ, das dieser elastischen Druckwirkung nicht ausgesetzt ist*). In den mikroskopischen Schnitten fanden sich allerdings in beiden Versuchen in bezug auf die Quellung der Zellen ziemlich gleiche Veränderungen; ein Ödem des interstitiellen Gewebes läßt sich in den Schnitten leider nur schwer und unsicher nachweisen.

Für die Annahme, daß im Anschluß an eine Zirkulationsstörung eine sekundäre Veränderung in dem Nierengewebe im Sinne eines Ödems vor sich geht, spricht auch die Verschiedenheit in dem Verlauf einer

---

*) Dazu käme noch die bereits erwähnte Blutung auf die entblößte Oberfläche der primär dekapsulierten Niere, wodurch eine stärkere Druckspannung im Organ und damit eine stärkere Ödembildung verhindert wird.

Albuminurie, je nachdem die ursächliche Zirkulationsstörung nur ganz kurze Zeit anhielt oder durch längere Zeit in Wirksamkeit blieb. Kurz dauernde, selbst hochgradige Zirkulationsstörungen haben in der Regel eine rasch abklingende Albuminurie zur Folge, während länger dauernde, selbst geringgradigere Zirkulationsstörungen eine länger dauernde, langsamer abklingende, demnach viel resistentere Albuminurie verursachen. Daß länger anhaltende, dabei zugleich hochgradige Zirkulationsstörungen auch bei normalen Individuen eine sehr lange anhaltende Albuminurie verursachen können, habe ich bereits erwähnt.

Endlich habe ich bereits des Umstandes Erwähnung getan, daß eine längere Zeit andauernde Kochsalzretention und Wasserretention nach einer rasch einsetzenden stärkeren Albuminurie unter Umständen eine etwas später einsetzende und vorübergehende Zylindrurie zur Folge haben kann. Ich stelle mir den Zusammenhang zwischen Albuminurie und Zylindrurie in der Weise vor, daß eine stärkere Zirkulationsstörung vorerst eine Albuminurie, bei längerer Dauer, im weiteren Verlauf ein stärkeres Ödem bedingt, und daß das letztere zur Zylinderbildung führt.

Es wäre demnach die Anwesenheit der Zylinder als ein Zeichen eines Nierenödems aufzufassen, die Zylinder also keineswegs mit der Albuminurie in einen kausalen Zusammenhang zu bringen. Wir sehen deswegen auch sehr häufig starke Albuminurien sowohl bei orthostatischen als auch normalen Kindern ohne Zylindrurien einhergehen, weil die intensiveren Zirkulationsstörungen in der Regel bloß kurze Zeit andauern und dadurch zu keiner stärkeren Ödembildung in den Nieren Veranlassung geben.

12. Die Nephritis.

Von wesentlicher Bedeutung ist meines Erachtens die mangelhafte Funktion der Nierenkapsel bei der Nephritis.

Vergegenwärtigen wir uns vor allem die anatomischen Verhältnisse der Niere und ihrer Kapsel bei der gesunden und der nephritischen Niere. Bei der ersteren ist die Kapsel ein selbständiges, mit zahlreichen elastischen Fasern versehenes, dehnbares und in seiner Funktion unbehindertes Gewebe, das seine elastische Wirkung in der früher angegebenen Weise auf die ganze Nierenoberfläche gleichmäßig auszuüben vermag. Bei der nephritischen Niere kommt es dagegen zu ausgedehnten Verwachsungen des Organes mit seiner Kapsel, wodurch die Funktion derselben sowohl im Sinne der Dehnbarkeit als auch des elastischen Zuges behindert wird. Dazu kommt noch die histologische Veränderung in ihrer Struktur, ihre Verdickungen, die häufig zu schwieligen Veränderungen und zum Zugrundegehen des eingelagerten elastischen Gewebes führen, um so mehr als gerade das elastische Gewebe durch Infektion und Entzündung sehr rasch einem Schwunde anheimfällt (Wiesel). Ein rasches Übergreifen der „Entzündung" von der Niere auf die Nierenkapsel erscheint schon durch die Anordnung der Gefäße möglich, wobei hauptsächlich die bereits erwähnten capillaren Gefäße zwischen der der Niere anhaftenden Nierenhülle und der

Nierenkapsel in Betracht gezogen werden müssen. Endlich werden die sekundären Schrumpfungen der Nierenkapsel auch zu sekundären Veränderungen im Nierenparenchym führen.

Aus den angeführten Ursachen erscheint es nicht unmöglich, daß einzelne klinische Merkmale der Nephritis durch die veränderte Kapsel und ihre mangelhafte Funktion erklärt werden könnten.

Ganz gut stimmen in erster Linie mit den angeführten Ansichten die Resultate der jetzt geübten chirurgischen Behandlung der Nephritis überein. Es hat sich gezeigt, daß die Dekapsulation bei Urämien und Eklampsien, die mit Anurie einhergehen, einen prompten Effekt erzielen kann, insofern als sich nach dem Eingriff alsbald die Diurese einstellt und damit auch die bedrohlichen Erscheinungen schwinden. Dabei wird die Niere bei der Operation meist groß und öfter blutreich gefunden und die Beobachtung gemacht, daß sich im Anschluß an die Dekapsulation eine stärkere Blutung und Transsudation auf die Nierenoberfläche einstellt, ganz ähnlich, wie ich dies bei der sekundären Dekapsulation einer vorher gestauten Niere beschrieben habe.

Die Transsudation der serösen Flüssigkeit, die ich als Zeichen eines Ödems und einer Lymphstauung auffassen möchte, hat auf die Zirkulation in der Niere beziehungsweise auf die Zirkulations- und Funktionsstörungen in derselben einen gleichen Effekt, als wenn an der Niere eine lokale Blutentziehung oder eine ausgiebige Punktion des Ödems vorgenommen worden wäre. Durch die Transsudation also werden reichliche Mengen Ödemflüssigkeit aus dem Nierengewebe entfernt werden, damit wird aber nicht allein die Möglichkeit einer günstigeren Blutzirkulation geschaffen, sondern es könnte damit auch die Kompression der Tubuli behoben werden, die ich in den gestauten und ödematösen Nieren der Versuchstiere nachgewiesen habe. Beide Momente, verbesserte Blutzirkulation und Freiwerden der Lymphwege einerseits, Beheben der Kompression der Harnkanälchen andererseits können dazu beitragen, daß eine unterbrochene Diurese wieder in Gang gesetzt wird. Für diese Ansicht spricht die Erfahrung, daß es sich in den operativ günstig beeinflußten Fällen meist um vergrößerte, gespannte Nieren handelt, sowie die fast momentan einsetzende Diurese, die auf die Behebung eines lokalen, mechanischen Hindernisses hindeutet.

Im Gegensatz zu diesen Erfolgen des operativen Eingriffes bei akuten Funktionsstörungen und Anurien ist bisher eine günstige Beeinflussung chronisch entzündlicher Nierenprozesse kaum beobachtet worden, vor allem sind Dauerheilungen bisher nicht erzielt worden. Auch diese Erfahrung läßt sich durch meine an Tieren gemachten Beobachtungen erklären. — Eine Dekapsulation entblößt das Organ von seiner funktionell wichtigen Kapsel, sie kann demnach als solche von vornherein keinerlei günstigen Einfluß auf die Nierenfunktion ausüben, ausgenommen den oben erwähnten Fall, daß damit eine momentane Entspannung des Organs und damit ein momentaner Erfolg beabsichtigt wird. Auch der nach meiner Ansicht für die Nierenfunktion schon unter physiologischen Bedingungen sehr wichtige Kollateralkreislauf der Nieren wird durch die Dekapsulation nicht verbessert, solange sich nicht daran eine künstliche Anastomosenbildung anschließt, wie dies in der letzten Zeit tatsächlich durch das Fixieren des Netzes an die Nierenoberfläche versucht wurde.

Ein Dauererfolg kann nach einer Dekapsulation ebenfalls nicht erwartet werden. Denn die „Heilung" nach dieser Operation geht in der Weise vor sich, daß sich an der Operationswunde, die in diesem Falle die von ihrer Kapsel entblößte Nierenoberfläche darstellt, eine schwielige Narbe bildet, die mit der Nierenoberfläche fest verwächst und die Niere außerdem an ihre Umgebung fixiert. Diese derbe fibröse Kapsel, der das elastische Gewebe vollständig mangelt, behindert aber die Niere in ihrer Funktion zumindest ebenso, wie dies vor der Operation durch die entzündlich veränderte Kapsel geschehen ist. Auch im Tierversuch kann man diesen ungünstigen Einfluß der postoperativen „Kapsel" deutlich nachweisen. Wenn man das Tier die Dekapsulation mehrere Wochen überleben läßt und dann an dieser von schwieligem Gewebe umgebenen dekapsulierten Niere die Stauungsversuche macht, so kann man sich davon überzeugen, daß diese Niere auf Zirkulationsstörungen ebenso wie etwa eine frisch dekapsulierte Niere reagiert.

Sowohl die experimentellen Befunde als auch die klinischen Erfahrungen sprechen demnach dafür, daß der Nierenkapsel eine wichtige Rolle sowohl unter physiologischen als auch pathologischen Verhältnissen zukommt.

Unter physiologischen Verhältnissen hat sie den Zweck, das Organ während seiner sekretorischen Tätigkeit zu unterstützen, indem sie auf die Regulierung der Organgröße, auf die wechselnde Zirkulation während der Funktion sowie im Ruhezustand und wahrscheinlich auch auf die Sekretion einwirken kann, indem sie mit der Oberfläche der Niere nur locker verbunden ist. Zu diesem Zwecke besitzt sie ein reichliches elastisches Gewebe, das auf die Nierenoberfläche und damit auf das Nierenparenchym eine gleichmäßige Wirkung auszuüben vermag.

Unter pathologischen Verhältnissen vermag die gesunde funktionstüchtige Kapsel vorhandene Störungen auszugleichen und dadurch die Nierenfunktion herzustellen, wie wir dies bei der Albuminurie der gesunden Individuen vorausgesetzt haben. Eine in ihrer Funktion minderwertige Kapsel dagegen wird unter denselben Verhältnissen die vorhandenen Störungen nur langsam und unvollkommen zu beheben imstande sein, wodurch auch die Nierenfunktion intensiver in Mitleidenschaft gezogen wird; wie dies vermutlich bei der orthostatisch-lordotischen Albuminurie der Fall ist.

Eine pathologisch veränderte Kapsel, die sowohl ihre Dehnbarkeit durch eine Fixierung an das Organ als auch ihre elastische Wirksamkeit durch das Zugrundegehen ihres elastischen Gewebes verloren hat, wird einen bedeutenden Ausfall für die Funktionstüchtigkeit der Nieren bedeuten. Daß in diesen Fällen neben dem Ausfall der elastischen Funktion auch noch Störungen wichtiger Kollateralbahnen hinzukommen, habe ich gleichfalls hervorgehoben.

13. Die Prognose der lordotisch-orthostatischen Albuminurie.

Die Prognose einer Erkrankung ist im allgemeinen von der Grundursache derselben abhängig. Sie richtet sich in erster Linie nach dem Wesen der pathologischen Veränderungen in dem erkrankten Organe, in zweiter Linie nach der Wichtigkeit und Bedeutung des erkrankten Organes für die Gesundheit oder das Leben des Gesamtorganismus, sowie danach, ob die pathologischen Veränderungen einen stationären oder progressiven Charakter haben oder bloß vorübergehender Natur sind. Daneben wird die Prognose bei den meisten Erkrankungen von den möglichen akuten Zwischenfällen und Komplikationen abhängen.

Wie dürfen wir nach den angegebenen Gesichtspunkten die Prognose bei der orthostatisch-lordotischen Albuminurie stellen? Bei dieser Erkrankung werden sowohl lokale ursächliche Momente in den Nieren als auch krankhafte Störung des Gesamtorganismus als Erklärung herangezogen. Welche Bedeutung haben diese verschiedenen Auffassungen über die Grundursache der Albuminurie in prognostischer Hinsicht? Sobald wir krankhafte Veränderungen in den Nieren auszuschließen berechtigt sind, dürfen wir die Prognose günstig stellen. Dies ist die Auffassung der meisten Autoren, weswegen auch die Erkrankung als eine gutartige beschrieben wird. — Eine angeborene Minderwertigkeit des Organs ist klinisch schwer zu beweisen. Die Krankheitssymptome allgemeiner Natur, die wir bei der orthostatisch-lordotischen Albuminurie finden, als ätiologisches Moment heranzuziehen, sind in den meisten Fällen ebenfalls wenig überzeugend. Denn einerseits können sie in vielen Fällen fehlen (Nervosität, vasomotorische Erscheinungen, Herz- und Pulsveränderungen), anderseits können alle Krankheitssymptome auch bei gesunden Individuen sich vorfinden, so daß wir annehmen müssen, daß diese Symptome in vielen Fällen von der orthostatisch-lordotischen Albuminurie als auch der „Albuminophilie“ unabhängig sind.

Ist die orthostatisch-lordotische Albuminurie überhaupt eine Krankheit? Unter Krankheit verstehen wir eine durch krankhafte Prozesse entstehende Funktionsschädigung eines Organs. In diesem Sinne kann die orthostatisch-lordotische Albuminurie nicht als Krankheit aufgefaßt werden. Sie ist bloß das sichtbare Symptom der Reaktion des Organismus auf die aufrechte Körperhaltung, die auf entwicklungsgeschichtlicher Basis beruht. Die Disposition zu dieser Form der Albuminurie beruht demnach nicht auf einer krankhaften Minderwertigkeit eines Individuums oder einer krankhaften Veränderung eines seiner Organe, denn jedes Individuum besitzt die ererbte Disposition oder Fähigkeit, von dieser „Krankheit“ befallen zu werden.

Das orthostatisch-lordotische Individuum ist deswegen vom klinisch-pathologischen Standpunkt nicht krank, sondern es besitzt bloß eine verminderte statische Fähigkeit, sich den, mit der aufrechten Körperhaltung verbundenen veränderten Zirkulationsverhältnissen anzupassen. — Sobald der Orthostat die aufrechte Körperhaltung vermeidet, ist er in bezug auf die orthostatische Albuminurie nicht krank, sondern gesund, trotz der bestehenbleibenden anderweitigen krankhaften Erscheinungen seines Organismus; er würde also von der „Krankheit“ niemals befallen werden, wenn er auf allen vier Extremitäten gehen würde, ebenso wie umgekehrt das Tier aus denselben Gründen in einer aufrechten Körperhaltung wahrscheinlich häufig eine orthostatische Albuminurie zeigt, wie dies die Versuche an Hunden bewiesen haben, wenn man sie auf den Hinterpfoten senkrecht aufstellte. Der Orthostatismus ist demnach keine Krankheit, vielmehr in erster Linie entwicklungsgeschichtlich zu erklären, indem der „Orthostat“ eine Zwischenstufe zwischen den tiefen Stufen des Menschengeschlechtes und dem vollentwickelten Rassenmenschen darstellt. Deswegen ist auch der „Orthostatismus“ in der Regel in jener begrenzten Lebensperiode zu beobachten, in der das Einzelindividuum die höchste Stufe der entwicklungsgeschichtlich erworbenen Fähigkeit der aufrechten Körperhaltung sich aneignet und damit alle Folgen dieser statischen Veränderung seines Körpers auf sich nehmen muß.

Die Grundbedingung zur Aneignung einer aufrechten Körperhaltung und zur Einhaltung normaler statischer Verhältnisse ist ein entsprechendes Körperwachstum sowie eine zweckmäßige Entwickelung der aktiven und passiven Fixationsorgane. Das Körperwachstum prägt sich nicht allein in der charakteristischen Streckung des Köpers, sondern in erster Linie in den Veränderungen der Wirbelsäule aus. Die Wirbelsäule zeigt zu dieser Zeit nicht allein ein der Körperstreckung entsprechendes Wachstum, sondern eine gründliche Umgestaltung ihrer Form- und Maßverhältnisse. Jeder einzelne Wirbelkörper ändert während des Wachstums seine Form- und Maßverhältnisse in entsprechender Weise, so daß durch eine einfache mathematische Vergrößerung der Detailmaße eines kindlichen Wirbels niemals eine Wirbelsäule eines Erwachsenen entstehen würde. Dadurch, und wahrscheinlich auch durch Wachstumsveränderungen in der Form des Beckens, kommt es zu statischen Veränderungen und Verschiebungen in der Wirbelsäule, die sich wesentlich in der physiologischen Lordose ausdrücken. Werden diese normalen Bedingungen in irgendeiner Weise gestört, so kommt es zu Störungen in den statischen Verhältnissen der aufrechten Körperhaltung, die sich in einer abnormen Form der Lordose äußert. Als störende Momente des statischen Gleichgewichts kommen in erster Linie ein abnormes und sprunghaftes Wachstum, sowie eine relative Schwäche der Fixationsapparate, der Muskeln und Bänder in Betracht. Der Körper des Kindes strebt in solchen Fällen sprunghaft seiner vollen Entwickelung zu, während die Stütz- und Fixierungsapparate, in erster Linie der Wirbelsäule, nicht entsprechend folgen können.

Dieses meist zeitlich begrenzte Mißverhältnis zwischen den physiologischen statischen Veränderungen der Wirbelsäule und dem Stützapparat sind in erster Linie die Ursache der pathologischen Lordose und damit auch der orthostatisch-lordotischen Albuminurie, indem die pathologische Lordose in einer aufrechten Körperhaltung jene Zirhulationsstörungen verursacht, die zu den verschiedenen Funktionsstörungen in den Nieren Anlaß geben. Die Ursache der orthostatischen Albuminurie ist deswegen nur insofern in dem „Orthostatismus“ gelegen, als dabei die abnormen statischen Verhältnisse ausgelöst werden, die sich klinisch in erster Linie in der pathologischen Lordose äußern. Aus diesem Grunde sind wir auch imstande, den „Orthostatismus“ und damit die Albuminurie bei einem orthostatischen Individuum auch in einer aufrechten Körperhaltung auszuschalten, wenn wir die abnormen statischen Bedingungen im Sinne der pathologischen Lordose (durch einen Ausgleich oder die Verhinderung derselben) in normale statische Verhältnisse umwandeln. Aus demselben Grunde können wir in einer horizontalen Körperlage und bei normalen Kindern einen „Orthostatismus“ und damit eine Albuminurie provozieren, wenn wir die vorhandenen normalen statischen Verhältnisse (normale Lordose) künstlich in pathologische (pathologische Lordose) verwandeln. — Nachdem in diesen Versuchen der „Orthostatismus“ und damit die Albuminurie eines Individuums ausschließlich auf der Veränderung der Statik im Sinne einer normalen oder pathologischen Lordose basieren, so ist man zu dem Schlusse berechtigt, daß sowohl der „Orthostatismus“ als auch die Albuminurie auf dem Einflusse der Lordose beruhen, daß demnach den anderen klinischen Symptomen des „Orthostatismus“ zunächst eine nur untergeordnete Bedeutung zugesprochen werden darf. Man kann nämlich bei Orthostaten in einer orthostatischen Körperhaltung die orthostatische Albuminurie ausschalten, trotzdem die anderen Symptome des „Orthostatismus“ bestehen bleiben (Korrektur der Lordose); ebenso wie man eine orthostatische Albuminurie hervorrufen kann, ohne daß dabei andere Symptome des „Orthostatismus“ in Aktion treten müssen (die Albuminurie der gesunden Kinder, die Albuminurie der Orthostaten im Liegen, beide ausschließlich durch die Imitation der pathologischen Lordose hervorgerufen).

Ferner habe ich erwähnt, daß sich noch andere Störungen aus dem Wachstum des Organismus ergeben, wie ich sie bei der Funktion der Nierenkapsel beschrieben habe. Auch dabei sehen wir vorübergehend ein Mißverhältnis zwischen einem Organ und seiner Kapsel entstehen, wie wir es etwa bei der Wirbelsäule und seinen Stützorganen gesehen haben. Dieses Mißverhältnis kann die Funktion des Organes ungünstig beeinflussen und dadurch das Zustandekommen der Albuminurie erleichtern.

Wenn ich demnach die orthostatisch-lordotische als Zeichen einer Entwicklungsstörung betrachte, die der rasch wachsende Organismus erleidet, so nehme ich damit nur den wiederholt ausgesprochenen Standpunkt der früheren Forscher ein. Ich konnte aber zugleich nachweisen, daß die Albuminurie nicht auf eigentümlichen Organveränderungen oder Konstitutionsanomalien beruht, sondern daß der „Orthostatismus“ durch statische physikalische Anomalien erklärt werden kann.

Das Wachstum und die physiologische Entwickelung eines Individuums können gewiß auch in anderer Hinsicht Funktionsstörungen einzelner Organe verursachen. Es werden dadurch krankhafte Symptome entstehen, die unter Umständen, mit einer Albuminurie kombiniert, als ein klinisches Symptom derselben oder gar als ätiologischer Faktor angesehen werden, ohne daß sie mit der Albuminurie tatsächlich in Zusammenhang gebracht werden können. So wird das Wachstum des Herzens, dessen Massenzunahme durch das Wachstum des Körpers und des Gefäßsystems sowie durch die Anpassung an die gesteigerte Arbeit beansprucht wird, zwar nicht zu einer „Hypertrophie“ führen, es kann aber trotzdem manche funktionelle Störung des Herz- und Gefäßapparates durch dieses physiologische Wachstum erklärt werden. — Auch das Einsetzen der Funktion der Organe mit innerer Sekretion, die sich bisher im Ruhezustand befunden haben, werden vorübergehende Störungen funktioneller Natur hervorrufen können. — Das Körperwachstum und insbesondere die Pubertät bedeuten eine derartige Umwälzung im physiologischen „Staatshaushalte“ eines jeden Individuums, daß dabei Revolutionen im physiologischen Gleichgewichte mitunter nicht ausbleiben werden. Diese müssen aber keineswegs als Zeichen einer krankhaften Schädigung des Individuums oder eines seiner Organe aufgefaßt werden.

Keineswegs müssen endlich Konstitutionsanomalien zur Erklärung der orthostatisch-lordotischen Albuminurien oder zum Nachweis einer „Albuminophilie“ herangezogen werden, um so mehr, als Kinder mit der verschiedensten Konstitution daran erkranken können. Dies gilt auch von den Symptomen einer lymphatischen Minderwertigkeit, die sich insbesondere bei Großstadtkindern sehr häufig nachweisen läßt, ohne daß sie deswegen als ätiologischer Faktor herangezogen werden könnte.

Nach den letzten Ausführungen kann demnach die Prognose des Grundleidens der orthostatisch-lordotischen Albuminurie in allen Fällen als eine günstige aufgefaßt werden. Eine weitere Frage ist aber, ob die „Krankheit“ in allen Fällen ohne Schaden für das betroffene Organ verläuft. Nachdem wir an der Ansicht festhalten müssen, daß Zirkulationsstörungen in den Nieren als Ursache der Albuminurie anzusehen sind, so tritt die Frage in den Vordergrund, ob die Zirkulationsstörungen nicht doch schädliche Folgen für die Niere nach sich ziehen können, insbesondere dann, wenn wir an der Stauungstheorie festhalten. Wir wissen, daß andauernde Stauungen in den Organen sekundäre Veränderungen hervorrufen können, die sowohl das Parenchym als auch das interstitielle Gewebe betreffen. Bei der orthostatisch-lordotischen Albuminurie sind die Stauungsbedingungen allerdings von vornherein anders gegeben, indem die Stauungen in der Regel nicht hochgradig und auch nicht andauernd in Wirksamkeit sind, weil durch die fortgesetzten Lageveränderungen des Körpers (Liegen, Sitzen) sowie durch die Körperbewegungen (Gehen, Laufen) die Ursache der Zirkulationsstörungen zeitweise immer wieder aufgehoben wird, worauf sich auch die Stauungen rasch rückbilden können.

Wären diese günstigen Bedingungen nicht gegeben, so würde die Niere dieser Individuen wahrscheinlich bald akuten oder chronischen Veränderungen anheimfallen. Meine Beobachtungen, daß eine länger andauernde intensivere Zirkulationsstörung infolge Lordosieren eine lange anhaltende konstante Albuminurie und Zylindrurie hervorrufen konnte, die sich auch durch Bettruhe nicht beheben ließen, sowie die Versuche Fischls an Kaninchen lassen die Möglichkeit einer organischen

Veränderung der Niere nicht ausschließen. Auch klinisch ist die Frage über das weitere Schicksal der Orthostaten noch nicht abgeschlossen, indem den Ansichten, daß die Heilung regelmäßig erfolgt, Beobachtungen gegenüberstehen, die vermuten lassen, daß die orthostatische Albuminurie in eine chronische Nephritis übergehen könne. Mein zahlreiches Beobachtungsmaterial ist zur Klärung dieser Frage leider nicht verwertbar, weil die größte Zahl der Fälle zu einer Nachuntersuchung nicht mehr ermittelt werden kann. Mir stehen bloß vereinzelte Fälle zur Verfügung, bei denen eine zum Teil fortdauernde Beobachtung bis zu 7 Jahren möglich war. Bei nahezu allen Patienten war noch nach 4 bis 5 Jahren die Albuminurie nachweisbar, oder zumindest die Neigung zu derselben, indem auf eine aufrechte Körperhaltung jedesmal eine oft nur kurz dauernde Albuminurie beobachtet werden konnte. Hingegen sah ich in 2 Fällen, bei denen eine jahrelange Beobachtung eine nephritische Grundkrankheit mit Sicherheit ausschließen ließ, den Typus der Erkrankung sich wesentlich ändern. Die Albuminurie war in geringem Grade auch nach einer länger dauernden Bettruhe nachweisbar, zeigte aber dabei noch einen „orthostatischen Anstieg". Eine zeitweise, durch längere Zeit andauernde Zylindrurie, sowie eine deutliche Herzhypertrophie und Blutdrucksteigerung ließen zusammen mit der atypischen Albuminurie auf eine beginnende chronische Nephritis schließen. Nachdem gerade in diesen 2 Fällen sich vom Beginn der Beobachtung durch die Untersuchung des Harnes in Einzelportionen eine auffallend konstante und kontinuierliche Tagesalbuminurie nachweisen ließ, die von eiweißfreien Intervallen kaum unterbrochen wurde, so erachte ich es als nicht für ausgeschlossen, daß in diesen Fällen eine andauernde Zirkulationsstörung in den Nieren vorhanden war, die im Laufe der Jahre zu einer chronisch entzündlichen Veränderung in den Nieren geführt hat. Ob nicht gerade in dieser Hinsicht der Nierenkapsel eine bedeutendere Rolle zukommt, indem eine funktionelle Schwäche derselben schwere Zirkulationsstörungen begünstigen wird und dadurch eine Veränderung des Organes ermöglicht, ist durch positive Argumente nicht zu beweisen. Jedenfalls möchte ich aber in bezug auf die Prognose zwischen leichten und schwereren Fällen der orthostatisch-lordotischen Albuminurie unterscheiden, dabei aber nicht die verschiedenartigen „Krankheitssymptome" und die Intensität der Eiweißausscheidung in Erwägung ziehen, sondern ausschließlich auf den Typus der Eiweißausscheidung Gewicht legen.

Ist die Albuminurie schwankend, indem eiweißfreie und eiweißhaltige Harnportionen im Laufe des Tages wechseln, so möchte ich den Fall als leicht auffassen, wenn auch die Eiweißausscheidung fallweise einen starken Anstieg aufweist. Ist hingegen eine konstante, wenn auch geringe Eiweißausscheidung vorhanden, so möchte ich den Fall als schwerer auffassen. Diese Auffassung würde sich mit den Resultaten der Versuche decken, daß kurz dauernde Stauungen oft sehr starke, aber vorübergehende Albuminurien, dagegen lange einwirkende Stauungen langdauernde und resistente Albuminurien erzeugen.

14. Die Therapie der Albuminurien.

Welche therapeutischen Maßregeln stehen uns zur Verfügung, um eine Albuminurie zum Verschwinden zu bringen oder zumindest ihren Verlauf günstig zu beeinflussen oder zu verkürzen?

Nachdem die Prognose der orthostatisch-lordotischen Albuminurie auch in bezug auf die vollständige Restitution im allgemeinen günstig gestellt werden kann, so werden wir in der Regel zu keinen einschneidenden Maßregeln gezwungen sein. Zu diesen zähle ich vor allem eine diätetische Behandlung sowie eine körperliche Schonung, und vor allem die Bettruhe. Von der letzteren habe ich eine günstige Wirkung auf den Verlauf der Albuminurie in keinem Fall gesehen. Ich sah im Gegenteil nach einer längeren Bettruhe eine Verschlimmerung des Leidens insofern, als die Albuminurie in den ersten Tagen nach dem Aufstehen eine intensivere war als vor der Bettruhe. So habe ich insbesondere auch bei Rekonvaleszenten nach den verschiedensten Krankheiten eine vorübergehende orthostatisch-lordotische Albuminurie nachweisen können und dieselbe direkt auf die Bettruhe zurückgeführt, indem ich als Ursache der Albuminurie die Schwächung der Körpermuskulatur durch die Krankheit und die Bettruhe beschuldigte. Tatsächlich sieht man auch die Albuminurie der Rekonvaleszenten rasch wieder verschwinden, wenn sich dieselben einige Zeit körperlich erholt und gekräftigt haben. Diese Beobachtung hat eine große praktische Bedeutung, wenn es sich um Scharlachrekonvaleszenten handelt, da in manchen dieser Fälle an eine übersehene Scharlachnephritis gedacht wird. Ich habe in einzelnen dieser Fälle, die im Verlaufe der Scharlacherkrankungen auf das exakteste beobachtet wurden und dabei niemals eine Spur von Eiweiß zeigten, bei dem ersten Aufstehen, schon nach den ersten 5 Minuten eine starke Albuminurie gefunden, die einen typisch orthostatisch-lordotischen Charakter hatte, ohne daß vor oder nachher eine Spur einer Entzündung oder Reizung der Nieren nachgewiesen werden konnte.

Nachdem die orthostatisch-lordotische Albuminurie als ein Symptom eines statischen Mißverhältnisses zwischen Wachstum und Körperkraft aufgefaßt werden muß und wir von diesen beiden ursächlichen Faktoren bloß den letzteren beeinflussen können, so ist unser Hauptaugenmerk in der Therapie auf die letztere zu lenken. Neben einer entsprechenden kräftigen Ernährung ist auf eine ausreichende Bewegung, insbesondere in unebenem Terrain und auf entsprechende Muskelübungen zu sehen. Zu vermeiden ist ausschließlich ein längeres ruhiges Stehen, nachdem dasselbe in der Regel zur Ermüdung und zu einer stärkeren Albuminurie führt, während eine gleichmäßige Bewegung letztere geradezu zu verhindern vermag.

Neben den entsprechenden Turnübungen ist insbesondere auch für die Kräftigung jener Muskelgruppen Sorge zu tragen, die bei dieser Form der Albuminurie in erster Linie in Betracht kommen: die lange Rückenmuskulatur und die Bauchmuskulatur. Nachdem die erstere durch die oft jahrelange abnorme Körperhaltung eine relative Verkürzung erleidet, meist auch in einem leicht kontrahierten Zustand sich befindet, so daß sie als Muskelwülste neben der Wirbelsäule sich findet, so wird man durch entsprechende Übungen, die in einem Vorbeugen des Oberkörpers beruhen, auf diese Einfluß nehmen. Die meist schwächliche Bauchmuskulatur, die im Gegensatz zu den langen Rückenmuskeln eine Dehnung erfährt, wodurch auch der meist nachweisbare große Bauch der Orthostaten entsteht, wird durch Erheben des Oberkörpers aus einer flachen Rückenlage in eine sitzende Stellung vermittels der Bauchmuskulatur entsprechend gekräftigt. Diese Übungen lassen sich durch verschiedene Variationen (Hantelübungen, Aufsetzen bei pendelnden Beinen usw.) entsprechend verbessern und in ihrer Wirksamkeit steigern. Daneben werden Korrektionsübungen vorgenommen, durch die der Patient auf seine pathologische Haltung aufmerksam gemacht wird und die Fähigkeit erhalten soll, die entsprechend veränderte Haltung erst willkürlich, später unwillkürlich einzuhalten. Selbstverständlich muß dabei verhindert werden, daß der Patient eine unschöne nach vorwärts gebeugte Körperhaltung einnimmt. Mit einiger Aufmerksamkeit und Geschicklichkeit lernt er sehr rasch diese Haltung einzunehmen, insbesondere in jenen Fällen, in denen vorher Kreuzschmerzen sowie Schmerzen unter den Rippenbogen bestanden haben. Ich halte letztere für ein charakteristisches Symptom der abnorm lordotischen Haltung, die an der Ansatzstelle der gedehnten Bauchmuskeln entstehen, um so mehr, als dieselben in einer korrigierten Haltung sofort verschwinden. Ich habe in dieser Weise jahrelang bestehende und beobachtete Albuminurien schon nach einigen Tagen definitiv verschwinden sehen; mitunter in Fällen, in denen eine vorübergehende Zylindrurien zu der Diagnose Nephritis und zu einer entsprechenden langwierigen Therapie Veranlassung gegeben haben.

Giebt es Indikationen, die es uns angezeigt erscheinen lassen, die Albuminurie sofort und definitiv zu beheben und besteht die Möglichkeit, diesen Effekt in einfacher Weise zu erreichen? Dabei sind nach meiner Ansicht zwei Faktoren von entscheidender Bedeutung. In jenen Fällen, in denen eine konstante und sehr resistente Albuminurie beobachtet wird, halte ich aus den früher angeführten Gründen eine möglichst rasche Behebung der Albuminurie für angezeigt. Als Zweites käme das Sistieren der Albuminurie zur Sicherung der Diagnose in zweifelhaften Fällen in Betracht, um unter Umständen zugleich auch einen Einfluß auf die Umgebung der Patienten zu gewinnen. Wenn die Diagnose zwischen orthostatischer Albuminurie und Nephritis aus irgendwelchen Gründen schwankt, so ist ein therapeutischer Versuch, der zugleich zur Klärung der Diagnose führt, gewiß berechtigt, insbesondere wenn dadurch andere schwerwiegendere therapeutische Maßregeln, die oft ein großes Opfer für die Patienten bedeuten, verhindert werden können. Ich habe bereits eine größere Anzahl von Fällen gesehen, die durch längere Zeit als Nephritis angesprochen wurden und eine qualvolle Schonungstherapie durchgemacht haben, sowie insbesondere auch ähnliche Fälle bei Erwachsenen beobachtet, bei denen ich die jahrelange

Albuminurie nach wenigen Tagen beheben konnte, von der sie durch mehrere Jahre eine Heilung durch einen Aufenthalt in Ägypten vergebens erhofft haben (Abb. 25).

Ebenso wichtig ist es mitunter, die Eltern der Patienten durch eine rasche Behebung der Albuminurie über das Wesen des Leidens zu orientieren. Viele Eltern betrachten ihr Kind trotz guter Prognose so lange für krank, als es eine Eiweißausscheidung zeigt, insbesondere wenn sich ein oder das andere Mal Zylinder nachweisen lassen, oder wenn anamnestisch eine Nephritis oder eine verdächtige Halsentzündung als Ursache der Erkrankung vermutet wurde. Die Lehre von der Zylindrurie, die Verantwortung, die der Arzt dadurch trägt, lassen in diesen Fällen in der Regel die Wahrscheinlichkeitsdiagnose auf Nephritis laut werden; insbesondere dann, wenn sich durch eine fehlerhafte Beobachtung, wie ich sie oben beschrieben habe, mitunter auch in dem „Morgenharn" Eiweiß nachweisen läßt. Welche Folgen die Ängstlichkeit des Patienten oder dessen Umgebung und ein Schwanken des Arztes dann für die Lebensweise, sowie für das Wohl und die Erziehung der Kinder nach sich zieht, brauche ich wohl nicht ausführlich zu schildern. Ich glaube, daß bei keiner Krankheit im Kindesalter klinisch scheinbar berechtigte Fehldiagnosen so ernste Konsequenzen nach sich ziehen können, wie bei den verschiedenen Formen der Albuminurie.

Ich habe gerade in den Familien von Kollegen die Erfahrung über jene trostlosen Folgen machen können, die diese an sich so harmlose Erkrankung manchmal nach sich ziehen kann. In solchen Fällen erreicht man mit einer guten Prognose nur wenig; das Kind wird trotzdem geschont und entsprechend erzogen und die Heilung unter zahllosen Harnanalysen erwartet. Diese Zeit kann aber für das Kind eine verlorene Jugend bedeuten, die niemals wiedergegeben werden kann. Denn die sehr verschiedenartigen Freuden in den einzelnen Altersphasen der Kinderjahre wechseln und schwinden so rasch, daß sie schon nach einer kurzen Spanne Zeit nicht mehr ersetzt werden können. In solchen Fällen erachte ich es als angezeigt, durch ein rasches Beheben der Albuminurie das Vertrauen der Eltern zu gewinnen, und ich habe durch dieses Vorgehen schon manche „Nierenentzündung" von weiteren „therapeutischen Maßregeln" befreit.

Die Albuminurie kann dauernd behoben werden durch eine dauernde Korrektur des Oberkörpers in der Weise, daß trotz einer aufrechten Körperhaltung eine abnorme Lordose verhindert wird, d. h. wenn aus dem „Orthostatismus" die pathologische Lordose ausgeschaltet wird. Dies erreichen wir durch ein Mieder, das alle Körperbewegungen frei läßt und bloß das abnorme Lordosieren verhindert.

Zu diesem Zwecke habe ich ein Mieder konstruiert, das ausschließlich auf dem Prinzip beruht, daß eine abnorme Lordose unbedingt verhindert wird, wenn ein entsprechender Zug auf die Unterbauchgegend ausgeübt wird (Abb. 32). Dabei wird jede Behinderung des Oberkörpers vermieden und auch keinerlei passive Stütze angewendet, die die Funktion und Entwicklung der Rumpfmuskulatur irgendwie hemmen würde. Die

Haltung in dem Mieder ist also keine passive, sondern eine aktive und mit einer vollen Funktionsfreiheit der Körpermuskulatur verbunden. Das Mieder besitzt rückwärts zwei dünne Stahlschienen, die durch ein entsprechend angebrachtes Scharnier ein Vorwärtsbeugen gestatten. Diese Schienen haben ausschließlich den Zweck, als Fixationspunkt für das elastische Zugband zu dienen, das von der Unterbauchgegend nach aufwärts strebt. Die weichen Anteile des Mieders dienen dazu, das Stütz- und Zugband zu fixieren und sind deswegen bloß am Beckengürtel anliegend, sonst aber über der Oberbauchgegend und unteren Brustappertur vollständig lose angelegt. Das Mieder verhindert nicht bloß dauernd eine Albuminurie in aufrechter Körperstellung, sondern es ist auch imstande, eine vorausgegangene Albuminurie (die etwa versuchsweise vor dem Anlegen des Mieders provoziert wird) in kürzester Zeit auch in einer aufrechten Körperhaltung zum Schwinden zu bringen. Der Patient ist demnach in bezug auf den „Orthostatismus" bzw. auf die orthostatische Albuminurie trotz vollkommener Bewegungsfreiheit unter denselben günstigen Bedingungen, als wenn er eine dauernde Bettruhe einnehmen würde. Dabei kann der Patient aber seine Muskulatur kräftigen, nachdem in dem Mieder jeder Sport ermöglicht wird, ohne daß sich jemals eine Albuminurie zeigen würde. In dieser Weise ist der Patient von der Albuminurie sofort befreit, ohne auf das Schwinden derselben 4 bis 5 Jahre warten zu müssen.

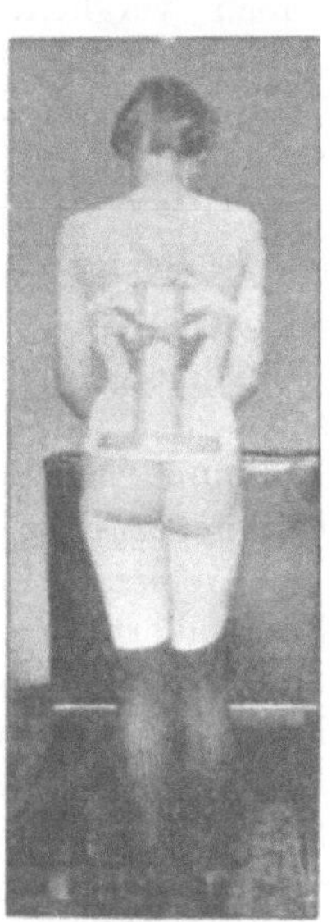

Abb. 32.

Das Tragen eines Mieders sehe ich trotzdem bloß als ein Hilfsmittel an, um den Patienten an eine entsprechende Haltung zu gewöhnen und daneben durch eine entsprechende Therapie zu kräftigen. Eine nachteilige Wirkung kann das Tragen des Mieders in keiner Weise haben, nachdem weder das Wachstum des Körpers noch die Aktionsfreiheit desselben irgendwie behindert ist. Dagegen wird sehr zweckmäßig der Hängebauch behoben und die oft sehr lästigen Kreuzschmerzen und die leichte Ermüdbarkeit bei diesen Patienten zum Schwinden gebracht.

In bezug auf die Heilung der orthostatisch-lordotischen Albuminurie wurde bereits erwähnt, daß ich bei jugendlichen Individuen eine definitive Heilung auch nach mehreren Jahren insofern nur äußerst selten beobachtet habe, als in den meisten Fällen eine spotane Albuminurie nachweisbar war oder zumindest eine Disposition zur Albuminurie bestehen blieb. Letztere zeigten nämlich zwar keine spontane Albuminurie im Herumgehen und bei Körperbewegungen, dagegen konnte jedesmal ein promptes Auftreten der Albuminurie bei ihnen erzielt werden, wenn sie zu einer aufrechten lordotischen Körperhaltung angehalten wurden. Die Albuminurie verschwand aber ausnahmslos sehr rasch, sobald sie ihre normale Körperhaltung wieder einnahmen. Diese geheilten Orthotiker resp. Lordotiker verhielten sich demnach in bezug auf das Einsetzen und Verschwinden der Albuminurie ganz ähnlich wie normale Individuen, bei denen durch ein künstliches Lordosieren eine Albuminurie provoziert wurde. Auch diese Erfahrung bei den geheilten Fällen der orthostatisch-lordotischen Albuminurie spricht dafür, daß ein prinzipieller ätiologischer Unterschied zwischen dieser Erkrankung und der provozierten Albuminurie gesunder Individuen nicht bestehen kann.

Noch ein anderer wichtiger Schluß ließ sich aus den geheilten Fällen ziehen, wenn bei ihnen die Maßverhältnisse der Wirbelsäule und der Körperlänge zur Zeit der Erkrankung und nach Heilung derselben verglichen werden. Leider stehen mir diesbezügliche Untersuchungen nur vereinzelt zur Verfügung, doch glaube ich dieselben zum Teil schon jetzt verwerten und die Resultate zur Grundlage weiterer Untersuchungen verwenden zu können.

Die Messungen der Wirbelsäule wurden in einer größeren Anzahl (ca. 150 Kindern verschiedenen Alters) mittels eines eigens dazu konstruierten Apparates an der gestreckten Wirbelsäule im aufrechten Sitzen vorgenommen. Dabei wurde der VII. Halswirbel, der XII. Brustwirbel sowie das Kreuzbeinende, in vielen Fällen der V. Lendenwirbel als Maßpunkte genommen. Endlich wurde bei jedem Kinde die Körperlänge in einer gestreckten aufrechten Haltung gemessen.

In erster Linie war es auffallend, daß die Albuminurie meist nur bei Kindern mit einer absolut größeren Wirbelsäule zu beobachten war, ferner, daß in den positiven Fällen bei gleich langen Wirbelsäulen die Länge der Brustwirbelsäule oft jene bei den negativen Fällen übertraf. Dagegen war die Körperlänge allein für die Albuminurie insofern nicht bestimmend, als sich eine Albuminurie auch bei relativ kleinen Kindern, die jedoch eine relativ lange Wirbelsäule besaßen, nachweisen ließ:

Körperlänge:	140 cm	141 cm	141 cm	145 cm
Wirbelsäule:	47 „	50 „	50 „	50 „

Hingegen war eine Albuminurie oft bei sehr großen Kindern, die dabei aber eine relativ kurze Wirbelsäule besaßen, nicht nachweisbar. So sah ich einen 13jährigen Knaben von 170 cm Körperlänge und einer Wirbelsäule von 48 cm, bei dem sich niemals eine Albuminurie nachweisen ließ.

Interessant war die Beobachtung bei zwei geheilten Fällen, bei denen wiederholte Messungen im Laufe der letzten $1^1/_2$ Jahre das Verhältnis zwischen Körperwachstum und Wirbelsäulewachstum exakt verfolgen ließen. Durch Zufall sind beide Patienten in den vorhergegangenen Abbildungen reproduziert [Abb. 11 (Mädchen in der Mitte) und Abb. 7 resp. 23].

Das Mädchen (Abb. 11) war zur Zeit der ersten Messung $12^1/_2$ Jahre alt und hatte eine Körperlänge von 150 cm und eine Wirbelsäule von 51 cm. Damals und während zahlreicher späterer Untersuchungen hatte sie eine deutliche Lordose und regelmäßig eine starke Albuminurie von orthostatisch-lordotischem Typus. — Im Herbst v. J. zeigte das Kind eine deutliche Streckung ihres Körpers und eine beginnende Pubertätsentwicklung. Die Albuminurie konnte seit dieser Zeit nur mehr zeitweise beobachtet werden. Seit Dezember v. J. ist Patientin andauernd eiweißfrei. Ihre Maßverhältnisse sind derzeit: Körperlänge 157 cm, Wirbelsäule 52 cm.

Der zweite Fall betrifft einen Knaben, den ich gleichfalls seit $1^1/_2$ Jahren andauernd beobachte (Abb. 7). Die Maße betrugen damals: Körperlänge 150 cm, Wirbelsäule 51 cm. Im Herbst v. J. bekam Patient ein Mieder, das er durch 8 Wochen getragen hat. Bald darauf konnte er auch ohne Mieder eine wenn auch noch willkürlich korrigierte und dadurch etwas forcierte Haltung einnehmen (Abb. 25) und hatte seither in freier Körperbewegung einen zumeist eiweißfreien Harn. Seit dem Winter zeigte sich bei dem Patienten eine stärkere Streckung seines Körpers. Seit dieser Zeit ist er andauernd eiweißfrei, mit Ausnahme jener ganz kurzen Zeitintervalle, in denen bei ihm zu Versuchszwecken eine künstliche Lordose erzeugt wird. Seine derzeitigen Körpermaße betragen: Körperlänge 157 cm, Wirbelsäule 52 cm (Abb. 33).

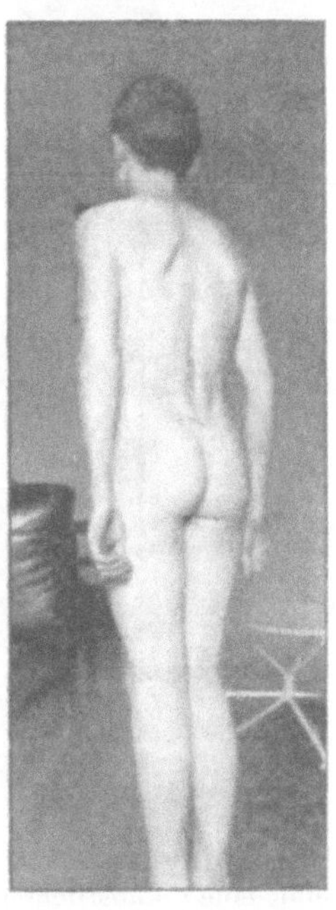
Abb. 33. Geheilte orthostatisch-lordotische Albuminurie.

Wir sehen demnach bei beiden Patienten im Verlaufe des letzten Jahres und zwar zur Zeit der Heilung ihres Leidens eine rasche Streckung der Körperlänge bei einer nahezu gleichbleibenden Länge der Wirbelsäule.

Im Gegensatz zu diesen Fällen konnte ich bei einem Mädchen, das seit 3 Jahren in Beobachtung steht, ein genau umgekehrtes Verhalten konstatieren. Es handelt sich um ein damals 11jähriges Mädchen, bei dem durch mehrere Jahre niemals eine spontane Albuminurie beobachtet werden konnte und bei dem ich auch durch Lordoseversuche niemals eine Albuminurie zu erzielen imstande war (Abb. 34).

Die erste Messung wurde bei dieser Patientin vor $1^1/_2$ Jahren vorgenommen und ergab eine relativ große Körperlänge, 154 cm, hingegen eine relativ kurze Wirbelsäule, 46 cm. Im Oktober v. J. betrug die Körperlänge 160 cm, die Wirbelsäule 50 cm. Im Januar d. J. ist die Körperlänge 163 cm, die Wirbelsäule 53 cm. Seit November v. J. ist bei ihr eine deutliche Lordose und eine spontane Albuminurie von orthostatisch-lordotischem Typus nachzuweisen, die in einem Mieder vollständig verschwand. Bei dieser Patientin sehen wir demnach zur Zeit eines sehr raschen Körperwachstums eine intensive Verlängerung der Wirbelsäule und zwar fast ausschließlich der Brustwirbelsäule einsetzen, und zu derselben Zeit setzt bei dem Mädchen, das durch mehrere Jahre niemals eine Albuminurie gezeigt hat, eine solche von typisch orthostatisch-lordotischem Charakter ein. Zu derselben Zeit sehen wir außereine Lordose auftreten, die bei ihr bisher nicht beobachtet werden konnte. Ein weiteres Interesse bietet der Fall noch insofern, als die Albuminurie nicht zur Zeit der Pubertät verschwand, sondern im Gegenteil erst nach der Pubertät entstanden ist, indem Patientin schon seit Oktober v. J. menstruiert ist (Abb. 35).

Ob sich auch in anderen Fällen ein Zusammenhang zwischen dem Einsetzen resp. Verschwinden der Albuminurie und dem Wachstum der Wirbelsäule, insbesondere der Brustwirbelsäule ergibt, konnte ich bisher nicht sicherstellen. Messungen, die an Kindern in jenen Lebensaltern

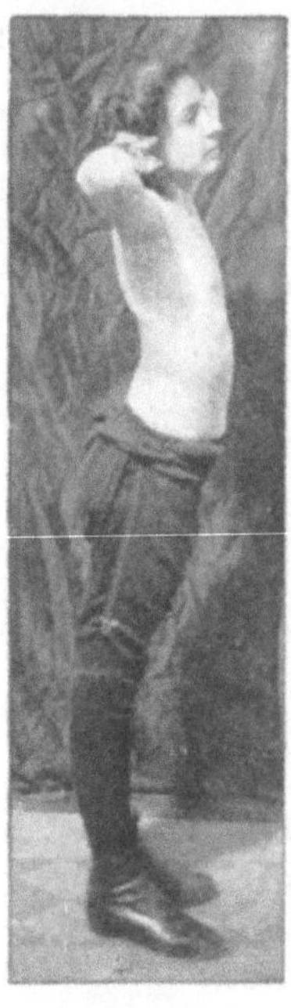

Abb. 34. Im Alter von 11 Jahren während eines künstlichen Lordosierungsversuches mit negativem Resultat.

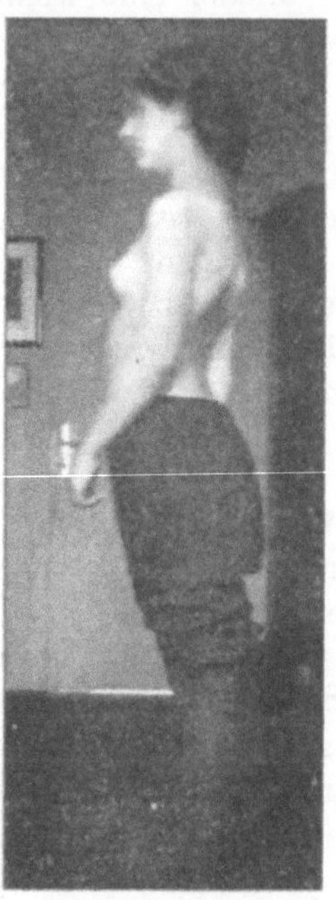

Abb. 35. Im Alter von 14 Jahren.

vorgenommen wurden, in denen die Albuminurie nur selten beobachtet wird, ergaben eine zwar relativ lange Wirbelsäule.

Alter:	6 Jahre	8 Jahre	8 Jahre	9 Jahre	9 Jahre	9 Jahre	10 Jahre
Körperlänge:	116 cm	112 cm	129 cm	119 cm	118 cm	118 cm	130 cm
Wirbelsäule:	37 „	32 „	35 „	38 „	38 „	39 „	40 „

Wenn wir jedoch die Zahlen mit jenen zur Zeit der Pubertät vergleichen, so scheint die Wirbelsäule in den folgenden Jahren mit der fortschreitenden Körperstreckung einem sehr intensiven Wachstum zu unterliegen, das vermutlich viel intensiver ist als in der darauffolgenden Wachstumsperiode. Es scheint demnach in der späteren Kindheit bis zur Pubertät gemeinsam mit dem Körperwachstum eine ausgiebige Streckung der Wirbelsäule zu erfolgen, während später, wahrscheinlich meist nach der Pubertät, die Streckung der Wirbelsäule gegenüber dem Wachstum des übrigen Körpers zurückbleibt. Dieses Verhalten zwischen Körperwachstum und Wirbelsäulestreckung glaube ich wenigstens bei den Lordotikern annehmen zu dürfen.

Auf Grund dieser Beobachtungen könnten wir uns ganz gut die statische Labilität der Wirbelsäule in einem bestimmten Lebensalter erklären, insbesondere dann, wenn es sich um schwächliche oder wenig widerstandsfähige Individuen handelt.

Es wäre danach anzunehmen, daß die Lordose und damit die Albuminurie mit dem raschen Wachstum der Wirbelsäule (vielleicht in erster Linie der Brustwirbelsäule) in Zusammenhang gebracht werden kann, während umgekehrt die Albuminurie zur Heilung gelangt, wenn das intensive Wachstum der Wirbelsäule (vielleicht nur für einige Zeit) sistiert, wobei aber das Körperwachstum, mitunter sogar sehr intensiv, noch weiter andauert.

Im Anschluß an diese Erörterungen möchte ich noch einige Worte über die nephritische Albuminurie hinzufügen. — Ich habe bereits früher erwähnt, daß die echten nephritischen Albuminurien auf physikalische Momente, wie Lordosieren, Kompression, auffallend wenig reagieren, indem bei ihnen die vorhandene Albuminurie einen nur geringen Anstieg aufweist, während dieselben Momente bei der orthostatisch-lordotischen Albuminurie und bei gesunden Individuen eine oft enorme Eiweißausscheidung provozieren. Ich habe diese Verschiedenheit in der Reaktionsfähigkeit der Nieren auf mechanische Insulte bei der Nephritis auf die Kapselveränderungen zurückgeführt, indem die adhärente und bindegewebig veränderte Kapsel wahrscheinlich eine plötzliche intensive Stauung nicht zuläßt. Weiterhin werden dabei gewiß auch die Veränderungen in dem Blut- und Lymphgefäßsystem, sowie in dem Bindegewebe der Nieren eine wesentliche Rolle spielen. Ich möchte deswegen das differente Verhalten der Niere und ihrer Reaktionsfähigkeit in bezug auf die erwähnten Einflüsse als ein differentialdiagnostisches Hilfsmittel zwischen einer normalen und einer entzündlich veränderten Niere ansehen.

Dagegen habe ich einige Fälle beobachtet, bei denen Lordosierungsversuche (z. B. Knien) einen stärkeren Anstieg der Albuminurie zur Folge haben. In diesen Fällen war auch ein auffallend stärkerer Anstieg der Albuminurie durch das Aufrichten des Körpers aus einer horizontalen Lage nachweisbar, als wir es sonst bei der Nephritis beobachten können, sowie viel intensivere Schwankungen in der Tagesalbuminurie, als es sonst bei der Nephritis der Fall ist.

Eine Inspektion der Rückenkonfiguration bei diesen Individuen (es handelt sich meist um Erwachsene) zeigt entweder eine ausgesprochene bogenförmige Lordose oder eine stufenförmige Knickung in der Gegend des letzten Brustwirbels, die sich auch bei einer extremen Vorwärtsbeugung nicht vollständig ausgleichen läßt. (Engelmann hat in der letzten Zeit diese Abnormität als Vertebra prominens infer. bezeichnet.) In diesen Fällen taucht meiner Ansicht die Frage auf, ob es sich nicht um Kombinationen von Nephritis und orthostatisch-lordotischer Albuminurie handelt oder um den bereits erörterten Übergang einer orthostatisch-lordotischen Albuminurie in eine sekundäre Nephritis. Letztere Möglichkeit ist auch klinisch schon deswegen nicht von der Hand zu weisen, weil, wie ich es beobachten konnte, diese Fälle auch nach einem jahrelangen Bestehen eine geringe Herzhypertrophie und Blutdrucksteigerung zeigen, daß Zylindrurien nur zeitweise beobachtet werden und die Patienten keine nephritische Blässe oder anderweitige nephritische Symptome zeigen. Auch in bezug auf den Chemismus der Eiweißkörper deckt sich diese Nephritis mit der orthostatisch-lordotischen Albuminurie insofern, als sich neben reichlichem Serumalbumin ($^1/_4$ bis $^1/_2$ Promille) in der Regel der essigsäurefällbare Körper nachweisen läßt. Von besonderem Interesse war eine diesbezügliche Beobachtung in der allerletzten Zeit. Ein Patient, der, soweit es nachgewiesen werden konnte, schon seit $1^1/_2$ Jahren eine konstante Albuminurie hatte, verlangte gegen mein Anraten ein Mieder, obwohl von einem Sistieren der Albuminurie selbstverständlich keine Rede sein konnte. Bei ihm stieg die Albuminurie schon nach 10 Minuten Stehen erheblich an, der essigsäurefällbare Körper konnte dagegen in keiner der zahlreichen untersuchten Harnportionen nachgewiesen werden. Schon nach wenigen Tagen, an denen Lagerungen vorgenommen wurden und das Mieder getragen wurde, konnte dagegen in jeder der Harnportionen der essigsäurefällbare Körper nachgewiesen werden. Diese Beobachtung würde sich mit meinen Versuchsergebnissen decken, daß eine stärkere Stauung auch bei gesunden Individuen eine Albuminurie hervorrufen kann, bei der der essigsäurefällbare Körper fehlt und daß die letztere erst nach dem Zurückgehen der Stauungsursache wieder in Erscheinung tritt*).

Ganz ähnliche Beobachtungen können wir auch klinisch bei der Nephritis auf der Höhe der Erkrankung und zur Zeit des Abklingens der Entzündungserscheinungen machen. Vielleicht wäre in solchen Fällen eine entsprechende orthopädische Behandlung zu versuchen. Von derselben ist zwar eine Heilung kaum zu erwarten, es ließe sich aber damit vielleicht ein Fortschreiten des vorerst anscheinend benignen Krankheitsprozesses hintanhalten.

Als Zweites möchte ich noch die Hochlagerung bei der Nephritis kurz besprechen. Ich habe bereits gelegentlich der Diureseversuche bei Flüssigkeitsaufnahme erwähnt, daß die Polyurie sowohl bei normalen als bei orthostatisch-lordotischen und nephritischen Kindern viel regelmäßiger einsetzt, wenn man zu dieser Zeit eine Hochlagerung anwendet, daß sich demnach die Niere bei der Hochlagerung in bezug auf eine gesteigerte Wasserausscheidung unter den günstigsten Bedingungen befindet. Ferner konnte ich zeigen, daß bei Nephritikern auch ohne Flüssigkeitsaufnahme bei Hochlagerung eine stark gesteigerte Diurese auftreten kann, die sich in der Kurve mit der künstlichen Polyurie deckt. Ich habe diese Erscheinung darauf zurückgeführt, daß durch die bei der

*) In diesem Falle hätten wir etwa aus der durch den nephritischen Prozeß und durch die Lordose kombinierten Albuminurie die letztere Ursache ausgeschaltet und durch die Verminderung der Zirkulationsstörungen die Albuminurie günstig beeinflußt.

Hochlagerung geschaffenen günstigeren Bedingungen für eine Wasserausscheidung vielleicht eine Resorption von Zellgewebsödem stattfindet. Ferner habe ich erwähnt, daß während der Hochlagerung infolge der Polyurie eine starke Verminderung der Albuminurie nachzuweisen ist und daß diese Verminderung noch einige Zeit bei Körperbewegung anhält. Endlich konnte ich in manchen Fällen eine vermehrte Ausscheidung von Kochsalz und Harnstoff während der Polyurie beobachten. Es kommt demnach während der Hochlagerung zu einer gesteigerten Wasserausscheidung, mitunter zu einer gesteigerten Ausschwemmung der festen Harnbestandteile und zu einer durch längere Zeit anhaltenden verminderten Albuminurie. Dieses Trias läßt mit Sicherheit annehmen, daß sich bei der Hochlagerung eine gesteigerte Funktionstüchtigkeit der Nieren einstellt. Ich habe endlich die Vermutung ausgesprochen, daß durch die vermehrte Wasserausscheidung eine Entlastung der Herzarbeit stattfinden könnte und daß dadurch Dilatationserscheinungen günstig beeinflußt werden.

Ich habe die Hochlagerungen bei Nephritikern in der Weise ausgeführt, daß ich sie täglich 2- bis 3 mal für eine Stunde entsprechend lagerte und in den ersten Versuchstagen vorher durch mehrere Stunden jede Flüssigkeitsaufnahme vermeiden ließ, um den Erfolg der Lagerung beurteilen zu können. In der Zwischenzeit ließ ich die Patienten (akute Formen ausgenommen) sich frei herum bewegen.

Nachdem ich die Resultate zum Teil bereits ausführlich mitgeteilt habe, will ich bloß noch auf den Fall der akuten Nephritis hinweisen, bei dem es gelang, zur Zeit der Oligurie durch die Hochlagerung einen großen Teil der Tagesdiurese zu erzielen. Bei dieser Patientin habe ich von Beginn der Nephritis keine Milchdiät verordnet, sondern die Menge derselben auf $^3/_4$ Liter restringiert, daneben aber reichlich salzarme Gemüse, Mehlspeisen, Obst und Kompotte geben lassen. Dabei hat mich die Erfahrung geleitet, die ich bei meinen Diureseversuchen gemacht habe, daß eine gesteigerte Diurese bei einer reichlichen Milchzufuhr viel seltener beobachtet wird als auf eine Wasserzufuhr, daß also die Milch nicht in allen Fällen leicht ausgeschieden wird und dadurch zu einer Flüssigkeitsretention führen kann, insbesondere dann, wenn man zugleich auch noch körperliche Ruhe anordnet. Dafür spricht auch das blasse, gedunsene Aussehen, das ich öfter bei mit Milch überfütterten und geschonten nephritischen Kindern gesehen habe, während sich ihr Aussehen auf eine gemischte Ernährung entschieden besserte. Die Milchdiät kann demnach nicht in allen Fällen als Diureticum oder gar als ein spezifisches Heilmittel angesehen werden, während umgekehrt eine rationelle gemischte Ernährung ohne nachteilige Folgen auf das Allgemeinbefinden günstig einwirken kann.

Zum Schluß möchte ich noch einige Bemerkungen über den Wert anderer therapeutischer Maßregeln bei der Nephritis hinzufügen. Die Beobachtung, daß bei Nephritikern die erste Harnportion nach dem tiefen Schlafe häufig eiweißreicher ist als die nächstfolgende Harnportion nach dem Erwachen, ist nicht so selten. Dabei werden nach meiner

Ansicht im tiefen Schlafe die fehlende Muskelaktion und wahrscheinlich auch die herabgesetzten Reflexvorgänge, Pulsverlangsamung und Blutdrucksenkung, eine ursächliche Rolle spielen (dafür spricht auch die morgendliche Polyurie, die oft nach dem Erwachen aus dem tiefsten Schlafe sich einstellt). Diese Beobachtung legt die Vermutung nahe, daß eine möglichst ausgiebige Ruhigstellung des Körpers und Vermeidung von Muskelaktionen, die wir durch die Bettruhe bei Nephritikern erzielen wollen, keineswegs die günstigsten Bedingungen für die Nierenfunktion darstellen, daß im Gegenteil Muskelaktionen in mancher Hinsicht einen günstigen Einfluß ausüben können. Dieselben regen die Blut- und Lymphzirkulation an, indem sie dieselbe durch die Massage der Capillaren und Gewebsspalten fördern, ebenso wie wir umgekehrt in ruhiggestellten Körperteilen eine Blut- und Lymphstauung beobachten können. Tatsächlich habe ich auch bei einigen Nephritisfällen einen günstigen Einfluß der Körperbewegung auf die Albuminurie gesehen, indem dieselbe während der Bewegung geringer war als in konstanter Bettruhe. In einem Falle einer hämorrhagischen Nephritis konnte ich (nach Ablauf des fieberhaften Stadiums) beim Gehen eine geringere Hämaturie beobachten als in den Harnportionen nach längerer Bettruhe.

15. Zusammenfassung.

In der vorliegenden Arbeit habe ich jene Erfahrungen mitgeteilt, die ein jahrelanges, andauerndes Studium der Frage der Albuminurie ermittelt haben. In bezug auf die orthostatisch-lordotische Albuminurie bin ich zu dem Schluß gekommen, daß es sich dabei um Pubertätserscheinungen handelt, insoweit sie das Wachstum betreffen und bin damit eigentlich auf die Anschauungen früherer Autoren zurückgekommen. Auch in bezug auf das auslösende Moment habe ich früher geäußerte Ansichten akzeptiert, indem ich die Ursache der Albuminurie auf Zirkulationsstörungen zurückgeführt habe. Damit habe ich aber keineswegs „die Frage der orthostatischen Albuminurie zurückgeschraubt“, wie Pollitzer sich ausdrückt, sondern ein ganz neues und wesentliches Moment zur Lösung der Frage gebracht. Denn alle vorausgegangenen Versuche und Untersuchungen können zwar zur nachträglichen Bestätigung meiner Anschauung herangezogen werden, die Lösung derselben ist aber erst gelungen, als ich auf das bisher von keiner Seite erwähnte ätiologische Moment hingewiesen habe. Alle bisherigen Versuche haben zwar zu der Überzeugung geführt, daß in dem Aufrichten des Körpers oder in der aufrechten Körperstellung das ursächliche Moment gelegen sein müsse, ich konnte aber den Nachweis erbringen, daß in der Körperhaltung jenes Detail übersehen wurde, das als ausschließliches ätiologisches Moment in Betracht kommt. Aus diesem Grunde habe ich die Albuminurie als lordotisch bezeichnet und möchte sie auch weiterhin orthostatisch-lordotisch benennen, weil sie sich für praktische Begriffe klinisch doch fast ausschließlich in einer aufrechten Körperhaltung findet. In dieser Benennung ist demnach sowohl die Gelegenheitsursache als auch der ätiologische Faktor deutlich ausgedrückt.

Ich habe ferner nachgewiesen, daß der Begriff „Orthostatismus" in bezug auf die Ätiologie der Albuminurie keineswegs berechtigt erscheint oder gar notwendig ist. Der „Orthostatismus" mag an sich noch so interessante klinische Details erbringen, mit der Albuminurie hat er direkt nichts zu tun. Denn einen „Orthostatismus" zeigen oft auch gesunde Individuen, und ein Orthostatismus kann, wie bereits erwähnt wurde, auch bei einem orthostatischen Individunm nachweisbar sein ohne daß eine Albuminurie auftritt (Vermeiden der Lordose), ebenso wie umgekehrt eine Albuminurie von dem Typus der orthostatischen Albuminurie auch ohne „Orthostatismus" bestehen kann (Lordose im Liegen, Albuminurie der gesunden Kinder). Die durch den „Orthostatismus" hervorgerufenen klinischen Erscheinungen können demnach auch bei orthostatischen Individuen bloß als Begleiterscheinungen aufgefaßt werden.

Klinische Symptome, die man bei Kindern häufig beobachten kann, können nicht von vornherein als beweisend angesehen werden, sondern werden häufig zu Fehlschlüssen führen. Sie haben vor allem das Mißliche, daß sie begreiflicherweise in einem hohen Prozentsatz positiver Fälle zur Verfügung stehen, während dem Zweifler nur ein geringer Prozentsatz negativer Fälle zur Hand ist. — Dies gilt bei der orthostatischen Albuminurie von Puls- und Herzanomalien, Neurose und hereditäre Belastung, Tuberkulose, vasomotorische Erscheinungen, Minderwertigkeit einzelner Organe oder des Gesamtorganismus, Symptome, die wir so häufig vereinzelt oder gemeinsam finden oder voraussetzen (öfter auch ohne Albuminurie), daß daraus überzeugende Schlüsse kaum zu ziehen sind.

Demgegenüber glaube ich mit meinem ätiologischen Faktor auch in praktischer Hinsicht einen Schritt vorwärts getan zu haben. Er ist in seiner Aktion sichtbar und jederzeit leicht zu kontrollieren, wobei als einzige Bedingung eine entsprechende Versuchstechnik gestellt werden muß. Bei der einfachen, praktisch bedeutungsvollen und unschuldigen Technik werden auch keine komplizierten pharmakologischen Prüfungsmethoden mit Pilokarpin, Atropin und Adrenalin zur Klärung der Frage über das Entstehen der Albuminurie notwendig sein. Dann wird man sich überzeugen können, daß die Lordose keineswegs „bloß ein am mindesten geeigneter Faktor ist, mit dem man an geeigneten orthostatischen Individuen manchmal eine Albuminurie auslösen kann" (Pollitzer).

Auch den Einfluß der Pubertät habe ich in einer geänderten Form präzisiert. Die „Pubertätsalbuminurie" wäre nach dieser Auffassung als Zeichen eines vielleicht entwicklungsgeschichtlich bestimmten Rückschlags eines Individuums zu erklären, der durch die aufrechte Körperhaltung des Menschen bedingt ist. Die Folge dieser entwicklungsgeschichtlich begründeten Unfähigkeiten eines Individuums, eine normale Körperhaltung einzuhalten, ist eine pathologische Lordose und die letztere die Ursache der orthostatischen Albuminurie, oder in weiterem Sinne der Pubertätsalbuminurie. Diese Albuminurien sind deswegen auch nicht als eine Krankheit aufzufassen, um so mehr, als zu ihrem Entstehen keinerlei krankhaft veränderte oder minderwertige Organe angenommen werden müssen. Das häufige Auftreten der Albuminurie in dem jugendlichen Alter erklärt sich ebenfalls durch die Häufigkeit der Lordose in diesem Alter, sowie zum Teil aus den physiologischen Eigentümlichkeiten der wachsenden Niere. Die ursächliche Rolle, die die Lordose bei der Albuminurie spielt, erklärt es, warum wir bei einem orthostatischen Individuum in einer orthostatischen Körperhaltung den Orthostatismus und damit die orthostatische Albuminurie verhindern können, sowie, daß wir bei einem gesunden Individuum ohne „Orthostatismus" sowohl in einer orthostatischen Körperhaltung als auch in einer horizontalen Lage eine orthostatische Albuminurie erzeugen können.

Die Nierenfunktion wird schon unter normalen physiologischen Verhältnissen durch die physikalischen Bedingungen der verschiedenen Körperstellungen wesentlich beeinflußt, wie wir das bei den Diureseversuchen sehen konnten. Diese Störung in der Nierenfunktion kann durch pathologisch gesteigerte physikalische Momente so weit gesteigert werden, daß zu den erwähnten Symptomen, der Oligurie im Stehen, noch eine vorübergehende Albuminurie hinzutreten kann. Es wäre demnach die orthostatische Albuminurie nichts anderes als das Zeichen der Abhängigkeit und der Labilität der Nierenfunktion von der Körperstellung und der damit verbundenen physikalischen Bedingungen, die sich unter dem Einfluß der pathologischen Lordose bis zu einer Albuminurie steigern kann. Wir werden deswegen die Albuminurie in jenem Lebensalter am häufigsten beobachten, in dem die Neigung zur pathologischen Lordose am häufigsten vorhanden ist, während sie in jenen Lebensaltern fehlt, in denen durch eine entsprechende Körperkonfiguration oder Körperentwicklung eine pathologische Lordose verhütet wird. — Alle Überlegungen lassen demnach den Schluß ziehen, daß die Lordose das ausschlaggebende Moment in der Ätiologie der Albuminurie ist; der praktische Beweis läßt sich außerdem noch in jedem Falle durch den Ausgleichsversuch erbringen.

Bei der normalen Funktion der Niere scheint auch die normal funktionierende Nierenkapsel eine wesentliche Rolle zu spielen, indem dieselbe unter anderem auch die schon unter physiologischen Verhältnissen zeitweise auftretenden Zirkulationsstörungen zu paralysieren oder aufzuheben vermag. Sie vermag aber wahrscheinlich bis zu einem gewissen Grade auch schwerere Zirkulationsstörungen und damit deren Folgen auf die Nierenfunktion, insbesondere die Albuminurie zu verhindern oder zumindest zu vermindern.

Bei der Nephritis wurde auf den ungünstigen Einfluß der mangelhaften Funktionstüchtigkeit der entzündlich veränderten und adhärenten Kapsel hingewiesen, wobei dem Zugrundegehen des elastischen Gewebes durch den Entzündungsprozeß eine wesentliche Rolle zugeschrieben wurde. Inwieweit dieses Moment, sowie andere Folgeerscheinungen der veränderten Nierenkapsel auf den eigentümlichen klinischen Verlauf, auf die oft lange Dauer des akut entzündlichen Prozesses sowie auf die chronische Entwickelung der Grundkrankheit einen Einfluß haben, das müßten erst weitere Untersuchungen in dieser Richtung klarstellen.

Ich habe auf die Bedeutung des Nierenödems für den Verlauf der Albuminurie sowie für die Zylindrurie hingewiesen und dabei auch die bereits bekannten Erfolge der chirurgischen Eingriffe erwähnt. Aus meinen Beobachtungen wäre der Schluß zu ziehen, daß der Erfolg der Dekapsulation auf der Behebung der Zirkulationsstörungen, des lokalen Ödems und der Lymphstauung sowie auf dem Freiwerden der dadurch verengten Tubuli beruht und daß aus diesen Gründen bei chronischen Formen keinerlei Erfolge zu erwarten sind, um so mehr, als die postoperativ geschaffenen Bedingungen in bezug auf die Kapsel und ihre Funktionstüchtigkeit sich zumindest ebenso ungünstig gestalten als sie vor der Operation gewesen sind.

Bei der Besprechung des Aderlasses habe ich auf den Reflexmechanismus hingewiesen, der durch eine periphere Blutung auf die Gefäße eines gestauten Organes ausgelöst wird. Auf diesem experimentell erwiesenen Reflex beruht wahrscheinlich zum größten Teil auch der Erfolg des therapeutischen Aderlasses, um so mehr, als die Wirkung derselben keineswegs allein durch Entlastung des Gesamtkreislaufes infolge der Blutentziehung zu erklären ist.

Bei der Nephritis habe ich den Einfluß der Hochlagerung auf die Diurese beschrieben und dieselbe als diagnostisches und therapeutisches Hilfsmittel angeführt. In bezug auf die Therapie der orthostatisch-lordotischen Albuminurie habe ich alle dabei in Betracht zu ziehenden diagnostischen und therapeutischen Maßregeln eingehend erörtert.

Mit diesen Untersuchungen, sowie mit den angeführten theoretischen und praktischen Schlüssen, die sich daraus ziehen lassen, halte ich die Frage der Albuminurie keineswegs für abgeschlossen. Ich wollte neuerdings darauf hinweisen, daß auch jene physikalische Einflüsse, denen der Organismus unter physiologischen Bedingungen unterliegt, bereits eine merkliche Störung in der Funktion eines Organes bewirken können und daß eine abnorme Steigerung oder eine pathologische Änderung der ersteren zu schweren Funktionsstörungen führen können. Die Funktion der Niere ist in dieser Beziehung durch ihr zu einer Untersuchung leicht zu beschaffendes Sekret zum Studium besonders geeignet und kann uns Aufschlüsse geben, die, wie wir gesehen haben, nicht bloß eine klinische Bedeutung haben, sondern auch ein entwicklungsgeschichtliches Interesse bieten.

Zum Schluß ist es mir Bedürfnis, jenen Herren meinen Dank auszusprechen, die mir die vielseitigen Untersuchungen ermöglicht haben oder mir ihre liebenswürdige Hilfe zuteil werden ließen, so insbesondere den Herren Hofrat Prof. S. Exner, Prof. von Pirquet und Prof. Biedl sowie Herrn Reg.-Rat Prof. Kreidl und Herrn Dozenten Dr. Wiesner. Bei den Tierversuchen stand mir Herr Dr. Pleschner in der liebenswürdigsten Weise hilfreich zur Seite.

Literatur.

Asakura, Experimentelle Untersuchungen über die Decapulatio renum. Grenzgeb. d. Med. u. Chir. 1903.

de Bonis, Experimentelle Untersuchungen über die Nierenfunktion. Arch. f. Anat. u. Physiol. 1906.

Botazzi und Onorato, Beiträge zur Physiologie der Niere. Ebenda. 1906.

Bruck, Lordose und Albuminurie. Monatsschr. f. Kinderheilk. 1908.

— Alb. provocata orthostatica. Münchner med. Wochenschr. 1908.

Chvostek, Diskussion. Wiener klin. Wochenschr. 1908.

Cloetta, Über die Genese der Eiweißkörper bei der Albuminurie. Arch. f. exper. Path. u. Pharm. **42**.

— Über die Beziehungen zwischen den Funktionsleistungen der Nieren bei der Albuminurie und bei der Nephritis. Ebenda. **48**.

Conzen, Über Nierenfunktionsprüfung. Arch. f. klin. Med. **108**.

Dietl, Über lordotische Albuminurie. Wiener klin. Wochenschr. 1912.

Douglas Cow, Einige Studien über Diurese. Arch. f. exper. Path. u. Pharm. **69**.

Dreser, Pflügers Arch. **105**.

Edebohls, The surgical treatment of Brights disease. New York 1904.

Edel, Über zyklische Albuminurie. Münchner med. Wochenschr. 1901.

— Zyklische Albuminurie, Nephritis und ihre Behandlung. Würzburger Sitzungsber. 1902.

— Über die Abhängigkeit der zyklischen Albuminurie von der Zirkulation. Deutsche med. Wochenschr. 1903.

Engel, Über orthostatische Albuminurie bei Nephritis. Münchner med. Wochenschrift. 1907.

Erhardt, Experimentelle Beiträge zur Nierendekaputation. Grenzgeb. d. Med. u. Chir. **13**.

Erlanger and Hooker, An exper. Study of bloodpresure and of pulspresure in man. John Hopkins Hosp. Rev. 1904.

Escherich, Diskussion. Wiener klin. Wochenschr. 1908.

Fischl, Über lordotische Albuminurie. Arch. f. Kinderheilk. 1909.

— Über mechanisches unblutiges Hervorrufen von Albuminurie und Erzeugung von Nephritis bei Kaninchen. Zeitschr. f. exper. Path. u. Therap. 1910.

Flensburg, Untersuchungen über die Art und das Auftreten der Albuminurie bei übrigens gesunden Menschen. Skand. Arch. f. Physiol. 1893.

Frey, Zur Pathologie der chronischen Nephritiden. Arch. f. klin. Med. 1912.

Ghiron, Über die Nierentätigkeit. Pflügers Arch. **150**.

— Zentralbl. f. Physiol. 1912.

Ginsberg, Diureseversuche. Arch. f. exper. Path. u. Pharm. 1912.

Gornolitzky, Beiträge zur Lehre der orthostatischen Albuminurie. Zeitschr. f. klin. Med. 1913.

Götzky, Die orthostatische Albuminurie. Jahrb. f. Kinderheilk. 1910.

Gurwitsch, Physiologie und Morphologie der Nierentätigkeit. Pflügers Arch. **91**.

Hamburger, Über lordotische Albuminurie. Wiener klin. Wochenschr. 1912.

Hauser, Über zyklische Albuminurie. Berliner klin. Wochenschr. 1903; 1912.

Heinecke und Meyerstein, Experimentelle Untersuchungen über den Hydrops der Nierenkranken. Arch. f. klin. Med. **90**.

Heubner, Die zyklische Albuminurie im Kindesalter. Festschrift für Henoch. 1890.
— Über chronische Nephritis und Albuminurie im Kindesalter. 1897.
— Zur Kenntnis der orthotischen Albuminurie. Sitzungsber. d. Berliner med. Gesellsch. 1906.
— Ergebn. d. inn. Med. u. Kinderheilk. 1908.
Hoeßlin, Über die Abhängigkeit der Albuminurie vom Säuregrad des Urins usw. Arch. f. klin. Med. **105**.
Israel, Über den Einfluß der Nierenspaltung auf akute und chronische Krankheitsprozesse in der Nierenparenchym. Grenzgeb. d. Med. u. Chir. 1900.
Jehle, Die lordotische Albuminurie. Münchner med. Wochenschr. 1908.
Jehle, Die lordotische Albuminurie. Wien 1909.
Johnson, Temperary alb. the result of cold bathing. Brit. Med. Journ. 1873.
— Latent albuminuria its etiology et pathology. Lancet. 1898.
Kannegießer, Über intermittierende und zykl. Albuminurie. Arch. f. Kinderheilk. **43**.
Korányi, Physiologische und klinische Studien über den osmotischen Druck tierischer Flüssigkeiten. Zeitschr. f. klin. Med. **33**. **34**.
— Beiträge zur Theorie und Therapie der Nierenkrankheiten. Pflügers Arch. **91**.
Korteweg, Die Indikationen zur Entspannungsincision. Grenzgeb. d. Med. u. Chir. 1901.
Kövesy und Roth-Schulz, Über die Störung der wassersezernierenden Tätigkeit diffus erkrankter Nieren. Berliner klin. Wochenschr. 1900.
Kraus, Die sog. Albuminuria intermittens cyclica. Med. Presse 1893.
Langstein, Die Albuminurie im Kindesalter. Med. Klin. 1905.
— Die klinische Bedeutung der orthot. Alb. Verhandl. d. Gesellsch. f. Kinderheilk. 1906.
— Die Bedeutung des essigsäurefällbaren Körpers. Berliner klin. Wochenschr. 1907.
— Die Albuminurie älterer Kinder. Habilitationsschr. 1901.
— Die orthot. Albuminurie. Pfaundler-Schloßmanns Handb. f. Kinderheilk.
Lapeyre, Journ. de Physiol. et Pathol. generale 1913.
Lennander, Wann kann eine Nephritis usw. Veranlassung zur chirurgischen Behandlung geben? Grenzgeb. d. Med. u. Chir. 1902.
Leube, Über Ausscheidung von Eiweiß bei gesunden Menschen. Virchows Arch. 1872.
— Über physiologische Albuminurie. Zeitschr. f. klin. Med. **13**.
— Über physiologische Albuminurie. Deutsche Gesellsch. f. inn. Med. 1904.
— Über physiologische Albuminurie. Therap. d. Gegenw. 1902.
Lindemann, Die Konzentration des Harnes bei Nierenkranken. Arch. f. klin. Med. **65**.
Litten, Untersuchungen über den hämorrhagischen Infarkt usw. Zeitschr. f. klin. Med. 1880.
Loeb, Klinische Untersuchungen über den Einfluß der Kreislaufänderung auf die Urinzusammensetzung. Arch. f. klin. Med. **83**.
— Über Blutdruck und Herzhypertrophie bei Nephritis. Arch. f. klin. Med. **85**.
— Beiträge zur Physiologie der Niere. Arch. f. exper. Path. u. Pharm. **54**.
Lommel, Über Pubertätsalbuminurie. Arch. f. klin. Med. **7**.
Loewe, Untersuchungen zur Physiologie und Pharmakologie der Nierenfunktion. Arch. f. exper. Path. u. Pharm. **48**. **50**.
Ludwig, Wiener Sitzungsbericht. **45**.
Magnus, Über Diurese. Ebenda. **44**. **45**.
Monakow, Beiträge zur Funktionsprüfung der Niere. Arch. f. klin. Med. 1902.
Mosny, Albuminurie orthostatique et motilité renale. Soc. méd. des hôpit 1911.
Naunyn, Hämaturie aus normalen Nieren und bei Nephritis. Grenzgeb. d. Med. u. Chir. 1900.

Nencki, Studien über die Chloride und Halogene im Tierkörper. Arch. f. exper. Path. u. Pharm. **34**.
Nonnenbruch, Zur Kenntnis der Funktion der Stauungsniere. Arch. f. klin. Med. **110**.
v. Noorden, Über Albuminurie bei gesunden Menschen. Arch. f. klin. Med. 1886.
— Über gutartige Albuminurien. Wiener med. Wochenschr. 1907.
— Diskussion. Wiener klin. Wochenschr. 1908.
Nothmann, Über lordotische Albuminurie. Arch. f. Kinderheilk. 1909.
— Über lordotische Albuminurie. Kölner Kongreß 1909.
Novak, Beiträge zur Kenntnis der orthot. Alb. Prager med. Wochenschr. 1905.
Osmolowski, Einige Untersuchungsergebnisse über die Veränderung der Nieren bei Entfernung ihrer Kapsel. Ref. Münchner med. Wochenschr. 1903.
Pavy, A cyklic Albuminuria. Lancet. 1885. 1886. 1888.
Pelnar, Zur Pathogenese der orthot. Albuminurie. Zeitsch. f. inn. Med. 1905.
Pfaundler, Orthostatische Albuminurie. Münchner Gesellsch. f. Kinderheilk. 1908. Demonstration a. d. oberbayer. Ärztetag 1910.
Pollitzer, Deutsche med. Wochenschr. 1912.
— Ren juvenum. Urban und Schwarzenberg 1913.
Porges und Pribram, Zur Kenntnis der orthostatischen Albuminurie. Arch. f. klin. Med. 1907.
Posner, Über essentielle Albuminurie. Zeitschr. f. klin. Med. 1904.
Pribram, Intermittierende Albuminurie. Kongr. f. inn. Med. 1899.
— Über Pubertätsalbuminurie. Verhandl. d. Gesellsch. deutsch. Naturf. u. Ärzte. 1902.
— — Prager med. Wochenschr, 1893. 1904.
Quincke, Über Tag- und Nachtharn. Arch. f. exper. Path. u. Pharm. **32**.
Renner, Über die Innervation der Niere. Arch. f. klin. Med. **110**.
Reyher, Über den Wert der orthodiagraphischen Untersuchung bei Kindern. Jahrb. f. Kinderheilk. 1906.
Schaps, Beiträge zur Lehre der orthot. Albuminurie. Arch. f. Kinderheilk. 1903.
Schlayer, Untersuchungen über die Funktion kranker Nieren. Arch. f. klin. Med. **102**.
— Nedinger und Tayasaku, Über nephritisches Ödem. Ebenda **90**.
— und Nedinger, Über toxische Nephritis. Ebenda **91**.
— und Tayasaki, Untersuchungen über die Funktion kranker Nieren. Ebenda **98**. **101**.
Schreiber, Über experimentell an Menschen zu erzeugende Albuminurie. Arch. f. exper. Path. u. Pharm. **19**. **20**.
— Über experimentell an Menschen zu erzeugende Albuminurie. Berliner klin. Wochenschr. 1890.
— Über renalpalpatorische Albuminurie usw. Zeitschr. f. klin. Med. **55**.
Schür, Diskussion. Wiener klin. Wochenschr. 1908.
Schwarz, Beiträge zur Physiologie und Pathologie der Diurese. Arch. f. exper. Path. u. Pharm. **43**.
Seelig, Über mikroskopischen Befund in den Nieren bei doppelseitiger Thoraxkompression. Arch. f. exper. Path. u. Pharm. **28**.
— Beiträge zur Lehre von de artificiellen Albuminurie. Ebenda **34**.
Senator, Die Albuminurie 1890.
— Über traumatische Albuminurie. Berliner klin. Wochenschr. 1903.
— Über physiologische und pathologische Albuminurie. Deutsche med. Wochenschr. 1904.
— Deutsche Gesellsch. f. inn. Med. 1904—1905.
v. Steyskal, Über orthot. Albuminurie. Wiener klin. Wochenschr. 1908.
Starling, Journ. of Physiol. **24**.
Stern, Experimentelle und klinische Untersuchungen zur Frage der Nierenaushülsung nach Edebohls. Grenzgeb. d. Med. u. Chir. 1905.
Stirling, Cyklic or postural Albuminurie. Lancet 1888.

Stridsberg, Über zyklische Albuminurie. Inaug.-Diss. 1903.

Teissier, Sur certaines formes d'alb. transit. etc. Sem. méd. 1899. 1904.

— Alb. intermitt. periodique. Kongr. Lyon 1905.

Thelemann, Über die Ausscheidungsart des Eiweißes bei kurzdauernder Gefäßligatur der Nieren. Arch. f. klin. Med. **98**.

— Über die Einkapselung der Niere. Deutsche med. Wochenschr. 1904.

Vorpahl, Über einseitige orthostatische Albuminurie. Berliner klin. Wochenschr. 1910.

Walgreen, Über die Bedeutung der Gewebe als Chlordepot. Arch. f. exper. Path. u. Pharm. **61**.

Winternitz, Beiträge zur lordot. Albuminurie. Beiträge zur klinischen Hydrotherapie 1909.

Zaager, Untersuchungen über den funktionellen Wert der sich nach der Entkapselung neubildenden Nierenkapsel. Grenzgeb. d. Med. u. Chir. 1905.

Zondek, Zur Lehre von der intrarenalen Drucksteigerung und der chirurgischen Behandlung der Nephritis. Arch. f. Chir. **99**.